精编中医药彩图科普系列丛书

精编国家药典
（彩图版）

主编 路 臻 高楠楠

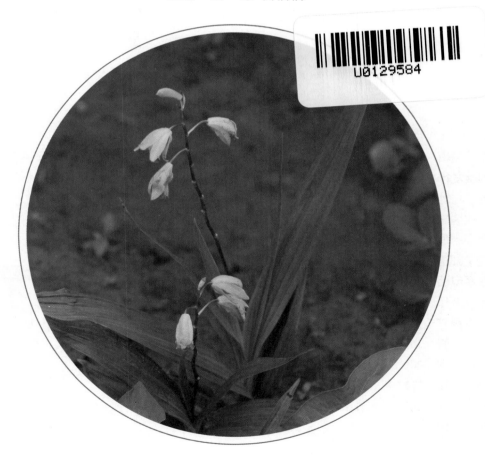

U0129584

学苑出版社

图书在版编目（CIP）数据

精编国家药典：彩图版 / 路臻，高楠楠主编. —
北京：学苑出版社，2023.5
（精编中医药彩图科普系列丛书）
ISBN 978-7-5077-6637-0

Ⅰ. ①精… Ⅱ. ①路… ②高… Ⅲ. ①中草药—国家
药典—中国—图集 Ⅳ. ①R28-64

中国国家版本馆CIP数据核字(2023)第062851号

出　版　人：洪文雄
责任编辑：黄小龙
出版发行：学苑出版社
社　　　址：北京市丰台区南方庄2号院1号楼
邮政编码：100079
网　　　址：www.book001.com
电子邮箱：xueyuanpress@163.com
联系电话：010-67601101（销售部）、010-67603091（总编室）
印　刷　厂：三河市华阳宏泰纸制品有限公司
开本尺寸：970mm×690mm　1/16
印　　　张：16
字　　　数：209千字（图485幅）
版　　　次：2023年5月第1版
印　　　次：2023年5月第1次印刷
定　　　价：98.00元

编委会名单

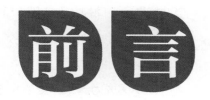

前言

　　我国中草药种类繁多，资源丰富，分布广泛，应用历史非常悠久。然而，虽然我们对这些得天独厚的植物、动物，甚至矿物有强烈的兴趣，却对它们具体的模样认识不清甚至从未目睹。因此，为了更好地普及中草药知识，继承和发掘中国医药文化遗产，使中草药在防治疾病中更好地为人类健康服务，我们本着安全、有效、简便、经济和药物易找、实用的原则，选择了现当代依然常用且临床疗效确切的中药236种，并以《中华人民共和国药典（2020年版一部）》为指导，策划了本书。本书留心自然的一草、一木、一石、一物，悉心将每种药物的别名、来源、形态特征、生境分布、采收加工、性味归经、功能主治、用量用法、使用注意等九个方面，用简单明了的文字描述依次呈现，以药名首字笔画顺序排序，方便读者查询和阅读。

　　本书是对这些药物真实形态的一种完美呈现，把这些散落于各地的中药以图文混排的形式集中起来，把这些种类繁多的神奇植物或动物、矿物以直观描写的方式呈现出来。从根、茎、叶到性味归经，从功能主治到用量用法，内容清晰完整，体例和谐统一，配以高清彩色图片（对于多来源品种，原则上只介绍第一来源的药物配图时只保留第一种来源的药材图片），摒弃晦涩难懂的理论堆砌，突出可读性和实用性，以期增强读者对中草药的鉴别能力。

　　在这样的章法布局中，本书的中心思想十分明确，就是让大家认识这些形态各异的中草药的特征，了解它们的功能作用，在现代生活中能有一个看待自然植物的不同视角。实用是编写的重要目的，据图识别是此书立意的最好概括。以图片形式突出药物的原始形态，是自然而然的最好注解，图文并茂，是为真正意义上的实用图鉴。

让中医成为越来越受广大人民接受与喜爱的文化，并为人们的健康保驾护航，是此书出版之由，也是我们致力于中医药文化传播的原动力。但仅仅如此，我们并不会满足，因为中草药还需赢得世界的掌声，这才是我们不断努力的根本所在。

我们衷心希望本书在普及中草药科学知识、提高医疗保健、保障人民健康、保护和开发中草药资源方面起到积极作用。同时，也希望在开发利用中草药时，注意生态平衡，保护野生资源及物种。对那些疗效佳、用量大的野生中草药，应逐步引种栽培，建立种植生产基地、资源保护区，有计划地轮采，使我国有限的中草药资源能永远延续下去，为人类健康造福。

同时，我们还希望本书的出版能够起到抛砖引玉的作用，盼望更多的有识之士加入我们的行列，为我国中医药文化的传承和传播尽一份力。

在本书即将付梓之时，特向一直以来给予我们关心、支持和帮助的专家学者、同行及广大中医药爱好者表示衷心的感谢！另外，由于本书写作时间有限，加上作者知识水平所限，书中难免有错漏之处，敬请广大读者批评指正。

读者交流邮箱：228424497@qq.com。

本书编委会
2023年春

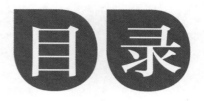

精编国家药典彩图版

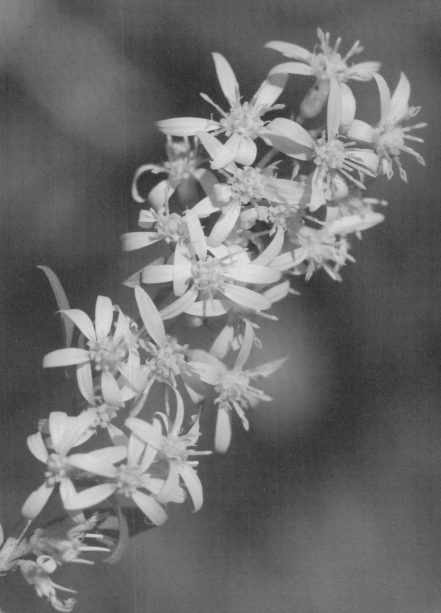

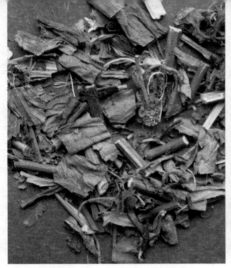
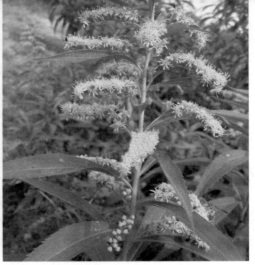

一枝黄花

【别名】黄花草、蛇头王、粘糊菜、破布叶、一支箭、土柴胡、野黄菊、金柴胡、铁柴胡。

来　　源　本品为菊科植物一枝黄花 *Solidago decurrens* Lour. 的全草或带根全草。

形态特征　多年生草本，高30～100厘米。茎直立，通常细弱，单生或少数簇生，不分枝或中部以上有分枝。中部茎叶椭圆形、长椭圆形、卵形或宽披针形，长1～9厘米，宽0.3～1.5厘米，下部楔形渐窄，有具翅的柄，仅中部以上边缘有细齿或全缘；向上叶渐小；下部叶与中部茎叶同形，有长2～4厘米或更长的翅；全部叶质地较厚，叶两面、沿脉及叶缘有短柔毛或下面无毛。头状花序较小，长6～8毫米，宽6～9毫米，多数在茎上部排列成紧密或疏松的、长6～25厘米的总状花序或伞房圆锥花序，少有排列成复头状花序的；总苞片4～6层，披针形或狭披针形，顶端急尖或渐尖，中内层长5～6毫米；舌状花舌片椭圆形，长约6毫米。瘦果长约3毫米，无毛，极少有在顶端被稀疏柔毛的。花、果期4～11月。

生境分布　生长于阔叶林缘、林下、灌木丛中、山坡草地上及路边。全国大部分地区均有分布。

采收加工　夏、秋间采收，除去泥沙，晒干。

性味归经　辛、苦，凉；有小毒。归肺、肝经。

功能主治　清热解毒，疏散风热。用于风热感冒，咽喉肿痛，肺热咳嗽，喉痹，乳蛾，疮疖肿毒。

用量用法　9～15克，煎服；鲜品21～30克。外用捣敷或煎水洗。

使用注意　孕妇忌用。

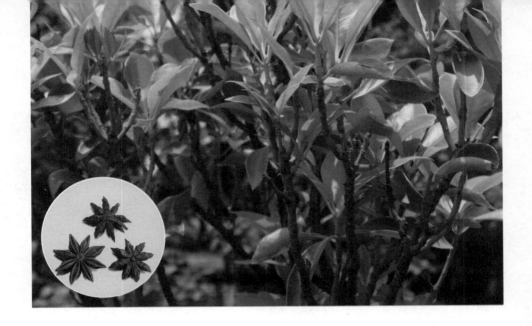

八角茴香

【别名】大料、八角、舶茴香、八角香、八角大茴、原油茴、八月珠、舶上茴香。

来　　源　本品为木兰科植物八角茴香 *Illicium verum* Hook. f. 的干燥成熟果实。

形态特征　常绿乔木，高达20米，树皮灰色至红褐色。叶互生或螺旋状排列，革质，椭圆形或椭圆状披针形，长6～12厘米，宽2～5厘米，上面深绿色，光亮无毛，有透明油点，下面淡绿色，被疏毛。花单生于叶腋，有花梗；萼片3，黄绿色；花瓣6～9，淡红色至深红色；雄蕊15～19；心皮8～9，胚珠倒生。聚合果星芒状。花期春、秋两季，果期秋季至翌年春季。

生境分布　生长于气候温暖、潮湿、土壤疏松的山地，野生或栽培，栽培品种甚多。分布于福建、台湾、广西、广东、贵州、云南等地。

采收加工　秋、冬两季果实由绿变黄时采摘，置沸水中略烫后干燥或直接干燥。

性味归经　辛，温。归肝、肾、脾、胃经。

功能主治　温阳散寒，理气止痛。用于寒疝腹痛，脘腹冷痛，胃寒呕吐，肾虚腰痛，腰膝冷痛。

用量用法　3～6克，煎服；或入丸、散。外用适量，研末调敷。

使用注意　阴虚火旺者慎服。

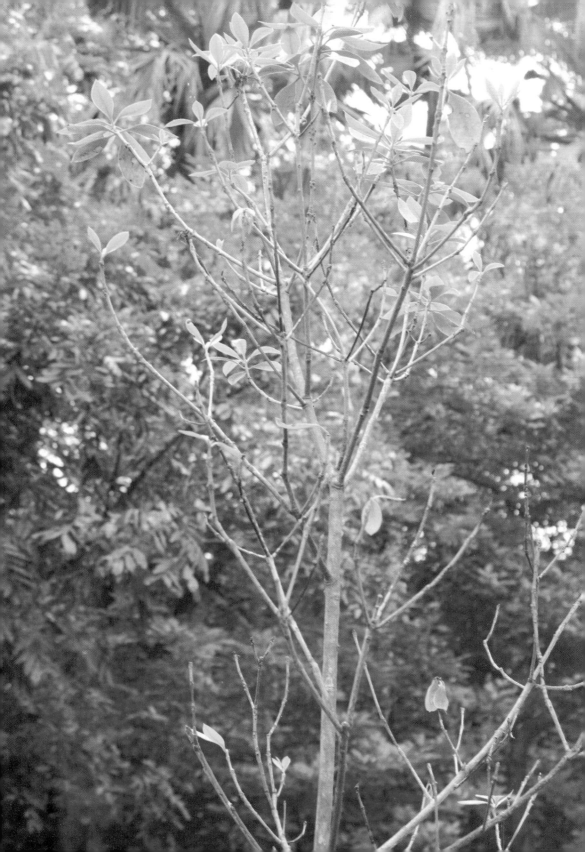

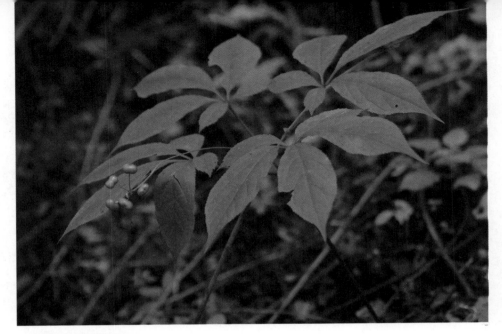

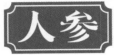

【别名】山参、园参、人衔、鬼盖、生晒参、别直参、白糖参。

来　源　本品为五加科植物人参 *Panax ginseng* C. A. Mey. 的干燥根和根茎。

形态特征　多年生草本。根状茎（芦头）短，上有茎痕（芦碗）和芽苞；茎单生，直立，高40～60厘米。叶为掌状复叶，2～6枚轮生茎顶，小叶3～5，中部的一片最大，卵形或椭圆形，基部楔形，先端渐尖，边缘有细尖锯齿，上面沿中脉疏被刚毛。伞形花序顶生，花小，花萼钟形；花瓣淡黄绿色。浆果状核果扁球形或肾形，成熟时鲜红色，扁圆形，黄白色。花期6～7月，果期7～9月。

生境分布　生长于昼夜温差小的海拔500～1100米的山地缓坡或斜坡地的针阔混交林或杂木林中。分布于吉林、辽宁、黑龙江。以吉林抚松县产量最大，质量最好，称吉林参。野生者名"山参"；栽培者称"园参"。

采收加工　多于秋季9月间挖取生长5～7年的园参根部，涮洗干净，为园参水子。山参于7月下旬至9月间果实成熟时采挖，用骨针拨开泥土，小心挖取，尽可能保持支根部和须根完整，去净泥土、茎叶，称野山参水子。将园参剪去小支根，硫黄熏后晒干，即为生晒参；如不去小支根晒干，为全须生晒参；小支根及须根晒干，称白参须。园参去支根及须根，洗净，蒸2～3小时，至参根呈黄色，皮呈半透明状，取出晒干或烘干，为红参。其中带有较长支根者又称边条红参。剪下的支根和须根如上法蒸熟并干燥即为红参须。将洗净的园参置沸水中浸泡3～7分钟，捞出，再入凉水中浸泡10分钟左右，取出晒干，再经硫黄熏过，然后用特制的针沿参体平行及垂直的方向扎小孔，浸于浓糖汁中24小时；取出后曝晒1日，再用湿毛巾打潮，使其软化，进行第二次扎孔，浸于浓糖汁中24小时；取出后，冲去浮糖，晒干或烤干，为糖参。如糖参的参须用线来扎，人工掐制参体上的纹路，即称掐皮参。鲜山参不去支根，极为精细地将整体晒干，即生晒山参。鲜参在沸水中浸片刻后晒干，即大力参。

性味归经 甘、微苦，微温。归脾、肺、心、肾经。

功能主治 大补元气，复脉固脱，补脾益肺，生津养血，安神益智。用于体虚欲脱，肢冷脉微，脾虚食少，肺虚喘咳，津伤口渴，内热消渴，气血亏虚，久病虚羸，惊悸失眠，阳痿宫冷，食少倦怠，妇女崩漏，小儿慢惊及久虚不复。

用量用法 3～9克，小火另煎兑服；也可研粉吞服，每次2克，每日2次。用于急救15～30克，煎浓汁，数次灌服。

使用注意 实证、热证而正气不虚者忌用。反藜芦，畏五灵脂、萝卜。服人参时不宜喝茶、食萝卜，以免影响药力。

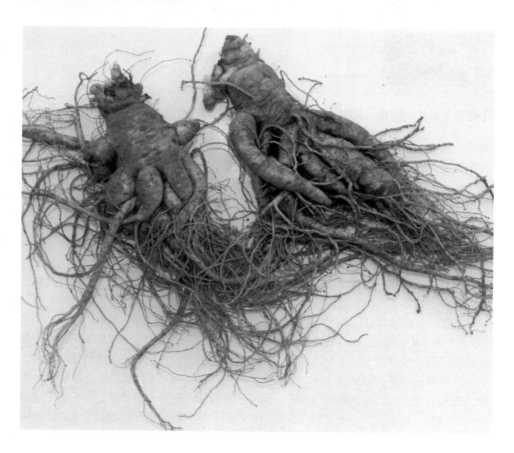

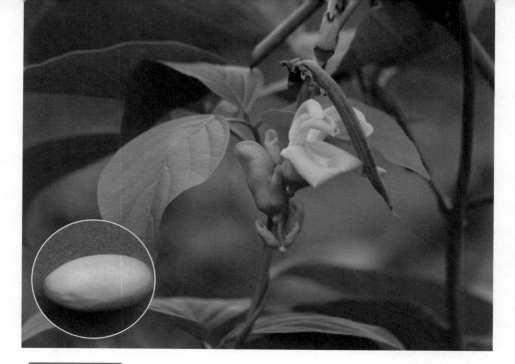

刀豆

【别名】葛豆、挟剑豆、刀豆角、大弋豆、关刀豆、马刀豆、野刀板藤。

来　　源　本品为豆科植物刀豆 *Canavalia gladiata* (Jacq.) DC. 的干燥成熟种子。

形态特征　一年生半直立缠绕草本，高60～100厘米。3出复叶互生，小叶阔卵形或卵状长椭圆形。总状花序腋生，花萼唇形，花冠蝶形，淡红紫色，旗瓣圆形，翼瓣狭窄而分离，龙骨瓣弯曲。荚果带形而扁，略弯曲，长可达30厘米，边缘有隆脊；种子椭圆形，红色或褐色。花期7～9月，果期10月。

生境分布　生长于排水良好、肥沃疏松的土壤。分布于江苏、安徽、湖北、四川等地。

采收加工　秋季种子成熟时采收果实，剥取种子，晒干。

性味归经　甘，温。归胃、肾经。

功能主治　温中，下气，止呃。用于虚寒呃逆，呕吐，胃寒冷痛。

用量用法　6～9克，煎服；或烧炭状研末服。

使用注意　胃热盛者慎服。

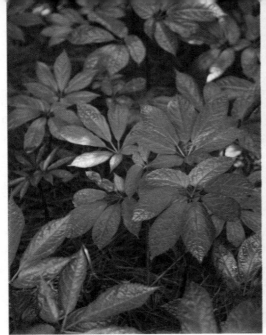
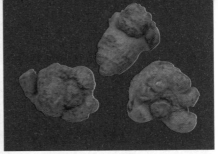
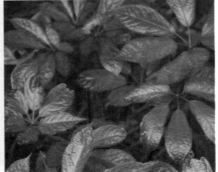

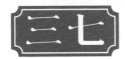

【别名】田七、出漆、金不换、参三七、铜皮铁骨。

来　　源　本品为五加科植物三七 *Panax notoginseng* (Burk.) F. H. Chen 的干燥根和根茎。

形态特征　多年生草本，高达60厘米。根茎短；茎直立，光滑无毛。掌状复叶，具长柄，3～4片轮生于茎顶；小叶3～7，椭圆形或长圆状倒卵形，边缘有细锯齿。伞形花序顶生，花序梗从茎顶中央抽出，花小，黄绿色。核果浆果状，近肾形，熟时红色。花期7～8月，果期8～10月。

生境分布　生长于山坡丛林下。分布于云南、广西。

采收加工　秋季开花前采挖，洗净，分开主根、支根及茎基，干燥。支根习称"筋条"，茎基习称"剪口"。

性味归经　甘、微苦，温。归肝、胃经。

功能主治　散瘀止血，消肿定痛。用于咯血，吐血，衄血，便血，妇人崩漏，胸腹刺痛，外伤出血，跌扑肿痛。

用量用法　3～10克，煎服；或研粉吞服，每次1～3克。外用适量，研末外搽或调敷。

使用注意　孕妇慎用。

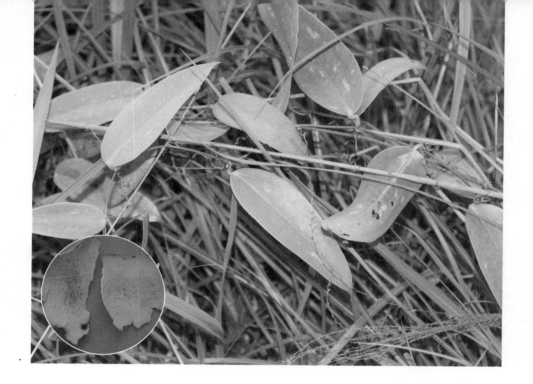

土茯苓

【别名】刺猪苓、过山龙、冷饭团、山归来、久老薯、红土苓。

来　　源　本品为百合科植物光叶菝葜 *Smilax glabra* Roxb. 的干燥根茎。

形态特征　多年生常绿攀缘状灌木，茎无刺。单叶互生，薄革质，长圆形至椭圆状披针形，先端渐尖，全缘，表面通常绿色，有时略有白粉，有卷须。花单性异株，腋生伞形花序；花被白色或黄绿色。浆果球形，红色，外被白粉。花期7～8月，果期9～10月。

生境分布　生长于林下或山坡。长江流域南部各地均有分布。

采收加工　夏、秋两季采挖，除去须根，洗净，干燥，或趁鲜切成薄片，干燥。

性味归经　甘、淡，平。归肝、胃经。

功能主治　解毒，除湿，通利关节。用于梅毒及汞中毒所致的肢体拘挛，筋骨疼痛，及湿热淋浊，筋骨挛痛，脚气，带下，痈肿，瘰疬，疥癣。

用量用法　15～60克，煎服。

使用注意　服药期间忌饮茶，否则可致脱发。

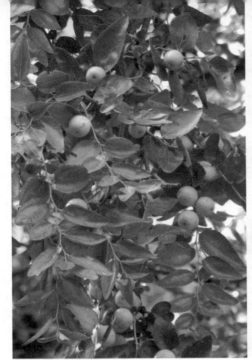
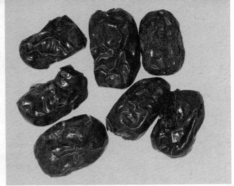
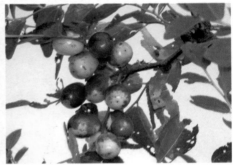

大枣

【别名】红枣、干枣、枣子。

来　　源　本品为鼠李科植物枣 *Ziziphus jujuba* Mill. 的干燥成熟果实。

形态特征　灌木或小乔木，高达10米。小叶有成对的针刺，嫩枝有微细毛。叶互生，椭圆状卵形或卵状披针形，先端稍钝，基部偏斜，边缘有细锯齿，基出3脉。花较小，淡黄绿色，2～3朵集成腋生的聚伞花序。核果卵形至长圆形，熟时深红色。花期5～7月，果期8～9月。

生境分布　生长于海拔1700米以下的山区、丘陵或平原，全国各地均有栽培。分布于河南、河北、山东、陕西等省。

采收加工　秋季果实成熟时采收，晒干。

性味归经　甘，温。归脾、胃、心经。

功能主治　补中益气，养血安神。用于脾虚食少，乏力便溏，妇人脏躁。

用量用法　6～15克，煎服；或3～12枚，劈开，入丸去皮核捣烂，入散宜去核；也可生食。

使用注意　实热、湿热、痰热诸疾患者均不宜。

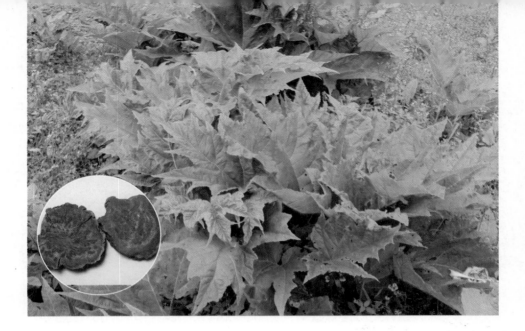

大黄

【别名】将军、川军、锦文、锦纹、锦纹大黄、雅黄。

来　源　本品为蓼科植物掌叶大黄 *Rheum palmatum* L.、唐古特大黄 *Rheum tanguticum* Maxim. ex Balf. 或药用大黄 *Rheum officinale* Baill. 的干燥根或根茎。

形态特征　掌叶大黄为多年生高大草本。叶多根生，根生叶具长柄，叶片广卵形，深裂至叶片1/2处；茎生叶较小，互生。花小，紫红色，圆锥花序簇生。瘦果三角形有翅。花期6月，果期8月。

生境分布　生长于山地林缘半阴湿的地方。分布于四川、甘肃、青海、西藏等地。

采收加工　秋末茎叶枯萎或次春发芽前采挖，除去细根，刮去外皮，切瓣或段，绳穿成串，干燥或直接干燥。

性味归经　苦，寒。归脾、胃、大肠、肝、心包经。

功能主治　泻下攻积，清热泻火，凉血解毒，逐瘀通经，利湿退黄。用于实热积滞便秘，湿热痢疾，肠痈腹痛，黄疸尿赤，淋证，水肿，血热吐衄，目赤咽肿，痈肿疔疮，瘀血经闭，产后瘀阻，跌打损伤；外治烧烫伤。

用量用法　3～15克，煎服；用于泻下不宜久煎。外用适量，研末敷患处。

使用注意　孕妇及月经期、哺乳期妇女慎用。

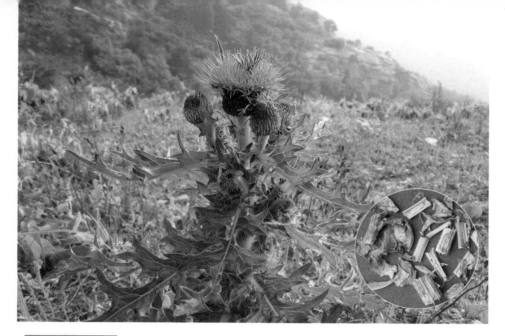

大蓟

【别名】马蓟、刺蓟、虎蓟、鸡项草、山牛蒡、鸡脚刺、野红花。

来　　源　本品为菊科植物蓟 *Cirsium japonicum* Fisch. ex DC. 的干燥地上部分。

形态特征　多年生草本，高50~100厘米。根长圆锥形，丛生，肉质，鲜时折断可见橙红色油滴渗出。茎直立，基部被白色丝状毛。基生叶有柄，倒卵状披针形或披针状长椭圆形，长10~30厘米，宽5~8厘米，羽状深裂，边缘不整齐，浅裂，齿端具针刺，上面疏生丝状毛；背面脉上有毛；茎生叶无柄，基部抱茎。头状花序，顶生或腋生；总苞钟状，有蛛丝状毛，总苞片多层，条状披针形；外层顶端有刺；花两性，全部为管状花，花冠紫红色。瘦果椭圆形，略扁，冠毛暗灰色，羽毛状，顶端扩展。花期5~8月，果期6~8月。

生境分布　生长于山野、路旁、荒地。全国大部分地区均有分布。

采收加工　夏、秋两季花开时割取地上部分，根亦可入药，秋末挖根，除去杂质，晒干。

性味归经　甘、苦，凉。归心、肝经。

功能主治　凉血止血，散瘀解毒消痈。用于衄血，吐血，尿血，血淋，便血，肠风，肠痈，崩漏，外伤出血，痈肿疮毒。

用量用法　9~15克，煎服；鲜品可用30~60克。外用适量，捣敷患处。

使用注意　虚寒性出血者不宜用。

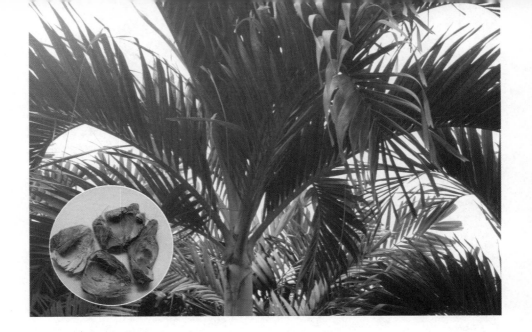

大腹皮

【别名】茯毛、槟榔皮、大腹毛、槟榔衣、大腹绒。

来　　源　本品为棕榈科植物槟榔 *Areca catechu* L. 的干燥果皮。

形态特征　茎直立，乔木状，高10多米，最高可达30米，有明显的环状叶痕。叶簇生于茎顶，羽片多数，两面无毛，狭长披针形。雌雄同株，花序多分枝，子房长圆形。果实长圆形或卵球形，橙黄色，中果皮厚，纤维质。种子卵形，基部截平，胚乳嚼烂状，胚基生。花、果期3～4月。

生境分布　生长于无低温地区和潮湿疏松肥沃的土壤、高环山梯田。分布于海南、广西、云南等地。

采收加工　冬季至翌年春季采收未成熟的果实，煮后干燥，纵剖两瓣，剥取果皮，习称"大腹皮"；春末至秋初采收成熟果实，煮后干燥，剥取果皮，打松，晒干，习称"大腹毛"。

性味归经　辛，微温。归脾、胃、大肠、小肠经。

功能主治　行气宽中，行水消肿。用于湿阻气滞，脘腹胀闷，大便不爽，水肿，脚气，小便不利。

用量用法　5～10克，煎服。

使用注意　本品辛散耗气，气虚者慎用。

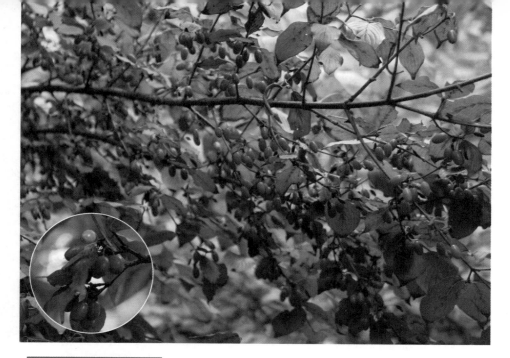

山茱萸

【别名】药枣、枣皮、萸肉、山萸肉、蜀酸枣、天木籽、山芋肉、实枣儿。

来　　源　本品为山茱萸科植物山茱萸 *Cornus officinalis* Sieb. et Zucc. 的干燥成熟果肉。

形态特征　落叶小乔木。单叶对生，卵形至椭圆形，稀卵状披针形，长5～7厘米，全缘，脉腋间有黄褐色毛丛，侧脉5～8对，弧形平行排列。伞形花序，具卵状苞片4，花先叶开放，黄色。核果长椭圆形，熟时樱红色。花期3～4月，果期9～10月。

生境分布　生长于山沟、溪旁或较湿润的山坡。分布于浙江、安徽、河南、陕西等地。

采收加工　10～11月间果实成熟变红后采摘，采后除去枝梗或果柄，用小火焙烘，冷后取下果肉，再晒干或用小火烘干。

性味归经　酸、涩，微温。归肝、肾经。

功能主治　补益肝肾，收涩固脱。用于眩晕耳鸣，腰膝酸痛，阳痿，遗精，遗尿尿频，妇人崩漏，带下清冷，大汗虚脱，内热消渴。

用量用法　6～12克，煎服。止汗固脱可大剂量应用，一般30～60克。

使用注意　本品酸涩收敛，实邪、湿热者不宜用。

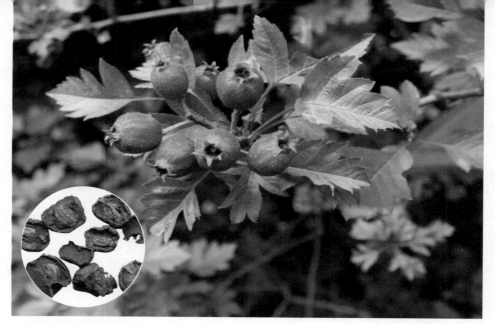

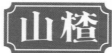

【别名】山梨、酸查、山查、鼠楂、羊梾、茅楂、赤爪实、赤爪子、棠梾子。

来　　源　本品为蔷薇科植物山里红 *Crataegus pinnatifida* Bge. var. *major* N. E. Br. 或山楂 *Crataegus pinnatifida* Bge. 的成熟果实。

形态特征　落叶乔木，高达7米。小枝紫褐色，老枝灰褐色，枝有刺。单叶互生或多数簇生于短枝先端；叶片宽卵形或三角状卵形，叶片小，分裂较深；叶柄无毛。伞房花序，花白色，萼筒扩钟状。梨果近球形，深红色。花期5～6月，果期9～10月。

生境分布　生长于山谷或山地灌木丛中。全国大部分地区均产。

采收加工　秋末冬初果实成熟后采收。采摘后横切成厚1.5～3毫米的薄片，立即晒干，或压成饼状后再晒干。

性味归经　酸、甘，微温。归脾、胃、肝经。

功能主治　消食健胃，行气散瘀，化浊降脂。用于肉食积滞，胃脘胀满，食积泻痢，腹痛，瘀血经闭，产后瘀阻，胸痹心痛，疝气疼痛，高脂血症。焦山楂消食导滞作用增强。

用量用法　9～12克，大剂量可用至30克，煎服（生用消食散瘀；炒山楂收敛止泻）；或入丸、散。

使用注意　胃酸过多、胃溃疡患者慎用；脾胃虚弱无积滞者慎用。

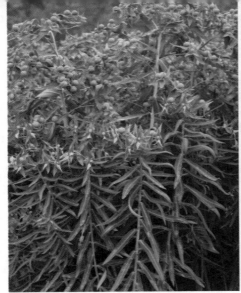
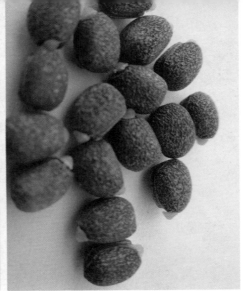

千金子

【别名】续随子、打鼓子、一把伞、小巴豆、看园老。

来　　源　本品为大戟科植物续随子 *Euphorbia lathyris* L. 的干燥成熟种子。

形态特征　两年生草本，高达1米，全株表面微被白粉，含白色乳汁。茎直立，粗壮，无毛，多分枝。单叶对生，茎下部叶较密而狭小，线状披针形，无柄；往上逐渐增大，茎上部叶具短柄，叶片广披针形，长5～15厘米，基部略呈心形而多少抱茎，全缘。花单性，呈圆球形杯状聚伞花序，再排成聚伞花序；各小聚伞花序有卵状披针形苞片2，总苞杯状，4～5裂，裂片三角状披针形，腺体4，黄绿色，肉质，略呈新月形；雄花多数，无花被，每花有雄蕊1，略长于总苞，药黄白色；雌花1，子房三角形，3室，每室具1胚珠，花柱3裂。蒴果近球形。花期4～7月，果期6～9月。

生境分布　生长于向阳山坡，各地也有野生。分布于河南、浙江、河北、四川、辽宁、吉林等地。

采收加工　夏、秋两季果实成熟时采收，除去杂质，干燥。

性味归经　辛，温；有毒。归肝、肾、大肠经。

功能主治　泻下逐水，破血消癥；外用疗癣蚀疣。用于小便不利，大便干结，痰饮，水肿，积滞胀满，血瘀经闭；外治顽癣，赘疣。

用量用法　1～2克，去壳，去油用，多入丸、散服。外用适量，捣烂敷患处。

使用注意　孕妇及体虚便溏者忌服。

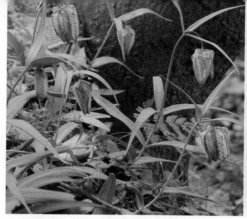
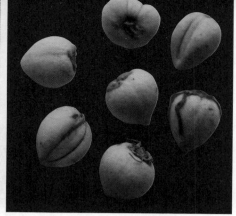

川贝母

【别名】川贝、青贝、松贝、炉贝。

来　　源　本品为百合科植物川贝母 *Fritillaria cirrhosa* D. Don、暗紫贝母 *Fritillaria unibracteata* Hsiao et K. C. Hsia、甘肃贝母 *Fritillaria przewalskii* Maxim.、棱砂贝母 *Fritillaria delavayi* Franch.、太白贝母 *Fritillaria taipaiensis* P. Y. Li 或瓦布贝母 *Fritillaria unibracteata* Hsiao et K. C. Hsia var. *wabuensis* (S. Y. Tang et S. C. Yue) Z. D. Liu, S. Wang et S. C. Chen 的干燥鳞茎。按性状不同分别习称"松贝""青贝""炉贝"。

形态特征　多年生草本。鳞茎圆锥形；茎直立，高15～40厘米。叶2～3对，常对生，少数在中部间有散生或轮生，披针形至线形，先端稍卷曲或不卷曲，无柄。花单生于茎顶，钟状，下垂，每花具狭长形叶状苞片3，先端多少弯曲呈钩状。花被通常紫色，较少绿黄色，具紫色斑点或小方格，蜜腺窝在背面明显凸出。花期5～7月，果期8～10月。

生境分布　生长于高寒地区土壤比较湿润的向阳山坡。分布于四川、云南、甘肃等地。以四川产量较大。以松贝为贝母之佳品。此外，产于东北等地的平贝母的干燥鳞茎及产于青海、新疆等地的伊贝母（新疆贝母或伊犁贝母）的干燥鳞茎，均作为川贝母入药。

采收加工　夏、秋两季或积雪融化时采挖地下鳞茎，除去须根、粗皮及泥沙，晒干或低温干燥。

性味归经　苦、甘，微寒。归肺、心经。

功能主治　清热润肺，化痰止咳，散结消痈。用于肺热燥咳，干咳少痰，阴虚劳嗽，咳痰带血，瘰疬，喉痹，乳痈，肺痈。

用量用法　3～10克，煎服；或研末冲服，每次1～2克。

使用注意　不宜与川乌、制川乌、草乌、制草乌、附子同用。

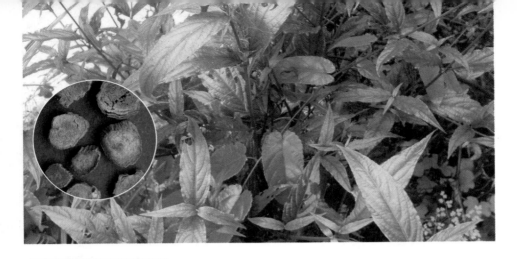

川牛膝

【别名】甜牛膝、大牛膝、白牛膝、拐牛膝、龙牛膝、天全牛膝。

来　　源　本品为苋科植物川牛膝 *Cyathula officinalis* Kuan 的干燥根。

形态特征　多年生草本，高40～100厘米。主根圆柱形，直径0.8～1.5厘米，外皮棕色。茎下部近圆柱形，中部近四棱形，疏被糙毛，节处略膨隆。叶互生，椭圆形至狭椭圆形，长3～13厘米，宽1.5～5厘米，先端渐尖，基部楔形或宽楔形，全缘，上面密生倒伏糙毛，下面密生长柔毛；叶柄长0.3～1.5厘米。花绿白色，头状花序数个于枝端排成穗状；苞片卵形，长3～5毫米，干膜质，先端具钩状芒刺；苞腋有花数朵，能育花居中，不育花居两侧；不育花的花被退化为2～5枚钩状芒刺，雄蕊5，花丝基部密被长柔毛；退化雄蕊5，长方形，狭细，先端齿状浅裂；雄蕊基部外侧围绕子房丛生的长柔毛较退化雄蕊为长；雌蕊子房上位，1室，花柱细。胞果长椭圆状倒卵形，长2～5毫米。种子卵形。花期6～7月，果期8～9月。

生境分布　野生于林缘、草丛中或为栽培。分布于四川、贵州、云南等地。

采收加工　秋、冬两季采挖，栽培者以生长3年为宜，过早则质量差，太晚则有腐根。挖出后，除去芦头、支根及须根，去净泥土，炕或晒至半干，堆放回润，再炕干或晒干，或趁鲜切片，晒干。

性味归经　甘、微苦，平。归肝、肾经。

功能主治　逐瘀通经，通利关节，利尿通淋。用于血瘀经闭，癥瘕积聚，胞衣不下，跌扑损伤，风湿痹痛，足痿筋挛，尿血，血淋。

用量用法　5～10克，煎服。

使用注意　孕妇慎用。

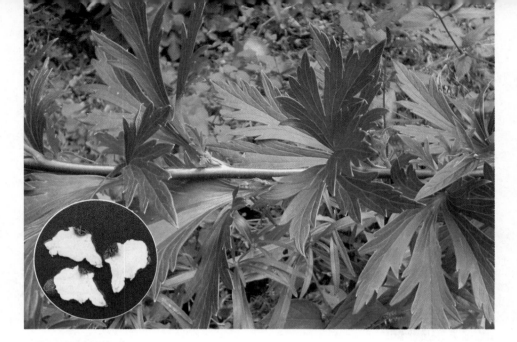

川乌

【别名】铁花、五毒、鹅儿花。

来　　源　本品为毛茛科植物乌头 *Aconitum carmichaeli* Debx. 的干燥母根。

形态特征　多年生草本，高60～150厘米。主根纺锤形至倒卵形，中央为母根，周围数个子根（附子）。叶片五角形，3全裂，中央裂片菱形，两侧裂片再2深裂。总状圆锥花序狭长，密生反曲的微柔毛；萼片5，蓝紫色（花瓣状），上裂片高盔形，侧萼片近圆形；花瓣退化，其中2枚变成蜜叶，紧贴盔片下有长爪，距部扭曲；雄蕊多数分离，心皮3～5，通常有微柔毛。蓇葖果；种子有膜质翅。花期9～10月。

生境分布　生长于山地草坪或灌木丛中。分布于四川、陕西等地。

采收加工　夏、秋两季采挖，晒干生用或炮制后用。

性味归经　辛、苦，热；有大毒。归心、肝、肾、脾经。

功能主治　祛风除湿，温经止痛。用于风寒湿痹，关节疼痛，心腹冷痛，寒疝疼痛及麻醉止痛。

用量用法　一般炮制后用。

使用注意　生品内用宜慎；孕妇禁用；不宜与半夏、瓜蒌、瓜蒌子、瓜蒌皮、天花粉、川贝母、浙贝母、平贝母、伊贝母、湖北贝母、白蔹、白及同用。

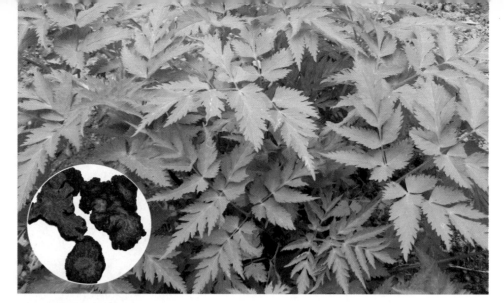

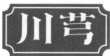

【别名】香果、京芎、台芎、西芎、杜芎、马衔、抚芎、山鞠穷。

来　　源　本品为伞形科植物川芎 *Ligusticum chuanxiong* Hort. 的干燥根茎。

形态特征　多年生草本。根茎呈不整齐的结节状拳形团块，有明显结节状，节盘凸出；茎下部的节明显膨大成盘状。叶2～3回单数羽状复叶，小叶3～5对，边缘又作不等齐的羽状全裂或深裂，叶柄基部呈鞘状抱茎。复伞形花序生于分枝顶端，伞幅细，有短柔毛；总苞和小总苞片线形；花白色。双悬果卵形，5棱。花期7～8月，果期9～10月。

生境分布　生长于向阳山坡或半阳山的荒地或湿地，以及土质肥沃、排水良好的沙壤土中。分布于四川省的都江堰市、崇州市、温江区，栽培历史悠久，野生者较少，为道地药材。西南及北方大部分地区也有栽培。

采收加工　5月下旬当茎上的节盘显著凸出，并略带紫色时采挖根茎，除去泥沙及茎叶，晒干或烘干，再打去粗皮与须根。

性味归经　辛，温。归肝、胆、心包经。

功能主治　活血行气，祛风止痛。用于胸痹心痛，胸胁刺痛，跌打肿痛，月经不调，经闭痛经，癥瘕肿块，脘腹疼痛，头痛眩晕，风湿痹痛。

用量用法　3～10克，煎服；或研末吞服，每次1～1.5克。

使用注意　性偏温燥，且有升散作用，阴虚火旺、舌红津少口干者不宜应用，月经过多者也慎用。

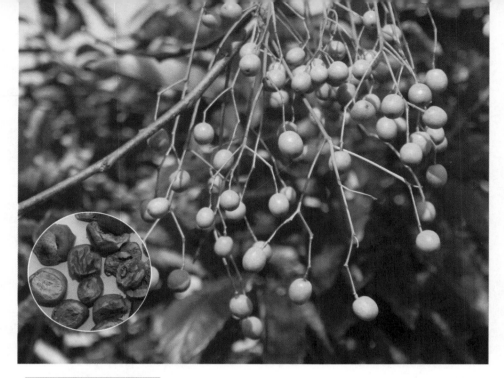

川楝子

【别名】楝实、楝子、仁枣、金铃子、苦楝子、石茱萸、川楝实、川楝树子。

来　　源　本品为楝科植物川楝 *Melia toosendan* Sieb. et Zucc. 的干燥成熟果实。

形态特征　核果呈类球形或椭圆形，长1.9～3厘米，直径1.8～3.2厘米。表面棕黄色或棕色，有光泽，具深棕色小点，微有凹陷和皱缩，顶端有点状花柱残痕，基部凹陷处有果柄痕。外果皮革质，与果肉间常成空隙，果肉松软，淡黄色，遇水润湿显黏性。果核类圆形或卵圆形，木质坚硬，两端平截，有6～8条纵棱，内分6～8室，每室含黑棕色长圆形的种子1枚。气特异，味酸、苦。花期3～4月，果期10～11月。

生境分布　生长于丘陵、田边；有栽培。我国南方各地均产，以四川产者为佳。

采收加工　冬季果实成熟时采收，除去杂质，干燥。

性味归经　苦，寒；有小毒。归肝、小肠、膀胱经。

功能主治　疏肝泄热，行气止痛，杀虫。用于肝郁化火，胸胁、脘腹胀痛，疝痛，虫积腹痛。

用量用法　5～10克，煎服。外用适量，研末调涂。

使用注意　本品有毒，不宜过量或持续服用。脾胃虚寒者慎用。

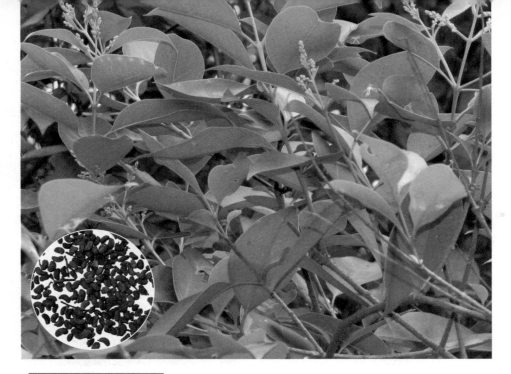

女贞子

【别名】爆格蚤、冬青子。

来　　源　本品为木犀科植物女贞 *Ligustrum lucidum* Ait. 的干燥成熟果实。

形态特征　常绿乔木，树皮光滑不裂。叶对生，叶片卵圆形或长卵状披针形，全缘，无毛，革质，背面密被细小的透明腺点。圆锥花序顶生，花白色，花萼钟状，花冠裂片长方形。浆果状核果，成熟时蓝黑色，内有种子1～2枚。花期5～7月，果期7月至翌年5月。

生境分布　生长于湿润、背风、向阳的地方，尤其适合深厚、肥沃、腐殖质含量高的土壤中。我国各地均有栽培。

采收加工　冬季果实成熟时采收，除去枝叶，稍蒸或置沸水中略烫，干燥或直接干燥。

性味归经　甘、苦，凉。归肝、肾经。

功能主治　滋补肝肾，明目乌发。用于肝肾阴虚，头晕目眩，耳鸣耳聋，腰膝酸软，须发早白，目暗不明，内热消渴，骨蒸潮热。

用量用法　6～12克，煎服；或入丸、散。

使用注意　脾胃虚寒泄泻及阳虚者忌服。

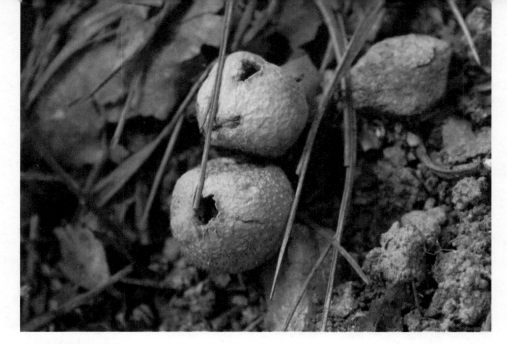

马勃

【别名】马疕、灰菇、药苞、灰菌、马屁勃、灰包菌、大气菌、鸡肾菌。

来　　源　本品为灰包科真菌脱皮马勃 *Lasiospharea fenzlii* Reich.、大马勃 *Calvatia gigantea* (Batach. ex Pers.) Lloyd. 或紫色马勃 *Calvatia lilacina* (Mont. et Berk.) Lloyd. 的干燥子实体。

形态特征　子实体球形至近球形，直径15～45厘米或更大，无不孕基部或很小，由粗菌索与地面相连。包被白色，老后污白色，初期有细纤毛，渐变光滑，包被2层，外包被膜状，内包被较厚，成熟后块状脱落，露出浅青褐色孢体。孢子形，具微细小疣，淡青黄色，抱丝分枝，横隔稀少。

生境分布　生长于旷野草地上。分布于内蒙古、甘肃、吉林、辽宁等地。

采收加工　夏、秋两季子实体成熟后及时采收，除去泥沙及外层硬皮，干燥。

性味归经　辛，平。归肺经。

功能主治　清肺利咽，止血。用于风热郁肺咽痛，音哑，咳嗽；外治鼻衄，创伤出血，痈疽疮疖。

用量用法　2～6克，煎服。外用适量，敷患处。

使用注意　风寒伏肺咳嗽失音者禁服。

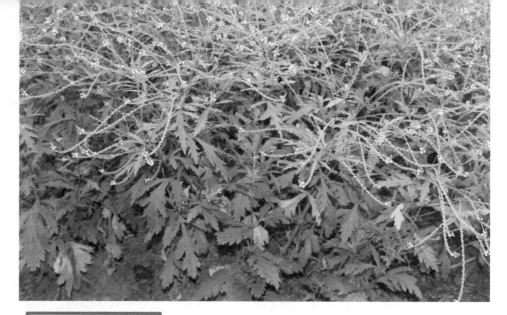

马鞭草

【别名】野荆芥、蜻蜓草、龙芽草、退血草、凤颈草、燕尾草、紫顶龙芽草。

来　　源　本品为马鞭草科植物马鞭草 *Verbena officinalis* L. 的干燥地上部分。

形态特征　多年生草本，高30～120厘米。茎四方形，上部方形，老后下部近圆形，棱和节上被短硬毛。单叶对生，卵形至长卵形，长2～8厘米，宽1.5～5厘米，3～5深裂，裂片不规则羽状分裂或不分裂而具粗齿，两面被硬毛，下面脉上的毛尤密。花夏、秋两季开放，蓝紫色，无柄，排成细长、顶生或腋生的穗状花序；花萼膜质，筒状，顶端5裂；花冠长约4毫米，微呈二唇形，5裂；雄蕊4，着生于冠筒中部，花丝极短；子房无毛，花柱短，顶端浅2裂。果包藏于萼内，长约2毫米，成熟时裂开成4个小坚果。花、果期6～10月。

生境分布　生长于低至高海拔的路边、山坡或林边。全国各地均有分布。均为野生。

采收加工　6～8月花开时采割，除去杂质，晒干。

性味归经　苦，凉。归肝、脾经。

功能主治　活血散瘀，解毒，利水，退黄，截疟。用于癥瘕积聚，妇人疝痛，痛经经闭，喉痹，痈肿，水肿，黄疸，疟疾寒热。

用量用法　5～10克，煎服；鲜品30～60克，捣汁服；或入丸、散。外用适量，捣敷或煎水洗。

使用注意　孕妇慎用。

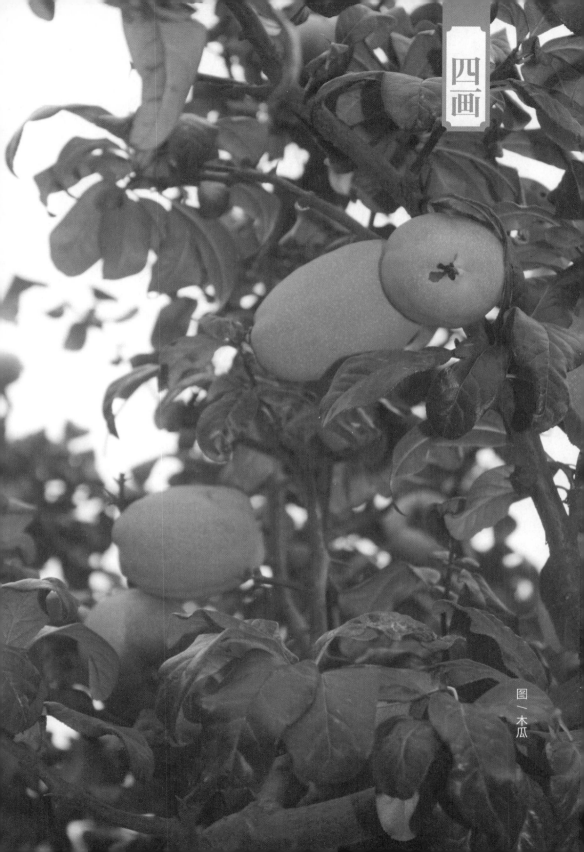

图一 木瓜

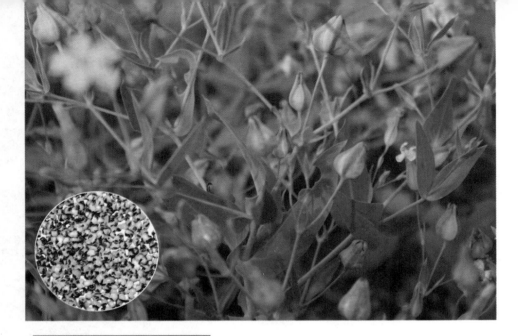

王不留行

【别名】奶米、大麦牛、不母留、王母牛、禁宫花、剪金花、金盏银台。

来　　源　本品为石竹科植物麦蓝菜 *Vaccaria segetalis* (Neck.) Garcke. 的干燥成熟种子。

形态特征　一年或两年生草本，高30～70厘米，全株无毛。茎直立，节略膨大。叶对生，卵状椭圆形至卵状披针形，基部稍连合抱茎，无柄。聚伞花序顶生，下有鳞状苞片2；花瓣粉红色，倒卵形，先端具不整齐小齿，基部具长爪。蒴果卵形，包于宿萼内，成熟后先端十字开裂。花期5～7月，果期6～8月。

生境分布　生长于山地、路旁及田间。全国各地均产，主要分布于江苏、河北、山东及东北等地。以河北产量为最大，习惯认为产于河北邢台者质优。

采收加工　夏季果实成熟、果皮尚未开裂时采割植株，晒干，打下种子，除去杂质，再晒干。

性味归经　苦，平。归肝、胃经。

功能主治　活血通经，下乳消肿，利尿通淋。用于经闭，痛经，乳汁不下，乳痈肿痛，血淋，石淋，热淋。

用量用法　5～10克，煎服。外用研末调敷患处；按压耳穴。

使用注意　孕妇慎用。

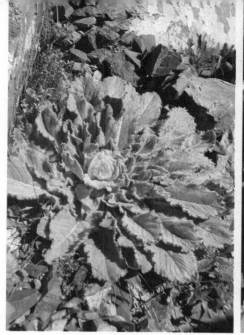
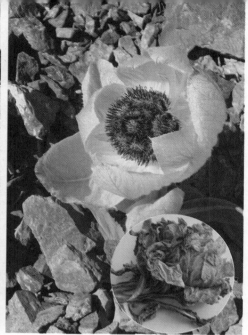

天山雪莲

【别名】寒雪草、天山雪莲花、新疆雪莲花。

来　　源　本品系维吾尔族习用药材。为菊科植物天山雪莲 *Saussurea involucrata* (Kar.et Kir.) Sch.—Bip. 的干燥地上部分。

形态特征　多年生草本，高10~30厘米。茎粗壮，基部有许多棕褐色丝状残存叶片。叶密集，无柄，叶片倒披针形，长10~13厘米，宽2.5~4.5厘米，先端渐尖，基部抱茎，边缘有锯齿。头状花序顶生，密集；总苞片叶状，卵形，多层，近似膜质，白色或淡绿黄色；花棕紫色，全为管状花。瘦果，冠毛白色，刺毛状。花期7月。

生境分布　生长于高山石缝、砾石和沙质河滩中。分布于新疆、青海、甘肃。

采收加工　夏、秋两季花开时采收，阴干。

性味归经　维吾尔医：性质，二级湿热。中医：微苦，温。归肝、脾、肾经。

功能主治　维吾尔医：补肾活血，强筋骨，营养神经，调节异常体液；用于风湿性关节炎，关节疼痛，肺寒咳嗽，肾与小腹冷痛，白带过多等。中医：温肾助阳，祛风胜湿，通经活血；用于风寒湿痹痛，类风湿性关节炎，小腹冷痛，月经不调。

用量用法　3~6克，水煎或浸酒服。外用适量。

使用注意　孕妇忌用。

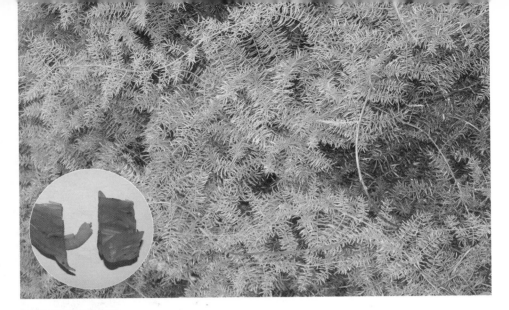

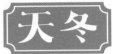

【别名】天门冬、天文冬、肥天冬、大天冬、润天冬、鲜天冬、朱天冬。

来　　源　本品为百合科植物天冬 *Asparagus cochinchinensis*（Lour.）Merr. 的干燥块根。

形态特征　攀缘状多年生草本。块根肉质，簇生，长椭圆形或纺锤形，灰黄色。茎细，常扭曲多分枝，有纵槽纹。主茎具鳞片状叶，顶端尖长，叶基部伸长为2.5～3厘米硬刺，在分枝上的刺较短或不明显，叶状枝2～3枚簇生于叶腋，扁平有棱，镰刀状。花通常2朵腋生，淡绿色，单性，雌雄异株，雄花花被6，雄蕊6，雌花与雄花大小相似，具6枚退化雄蕊。浆果球形，熟时红色；有种子1枚。花期5～7月，果期8月。

生境分布　生长于阴湿的山野林边、山坡草丛或丘陵地带灌木丛中。分布于贵州、四川、广西、浙江、云南等地；陕西、甘肃、湖北、安徽、河南、江西等地也产。

采收加工　秋、冬两季采挖，洗净，除去茎基和须根，置沸水中煮或蒸至透心，趁热除去外皮，洗净干燥。

性味归经　甘、苦，寒。归肺、肾经。

功能主治　养阴润燥，清肺生津。用于肺燥干咳，虚劳咳嗽，腰膝酸痛，骨蒸潮热，内热消渴，热病津伤，咽干口渴，肠燥便秘，心烦失眠。

用量用法　6～12克，煎服。

使用注意　脾胃虚寒、食少便溏者不宜服用。外感风寒咳嗽、虚寒泄泻者忌用。

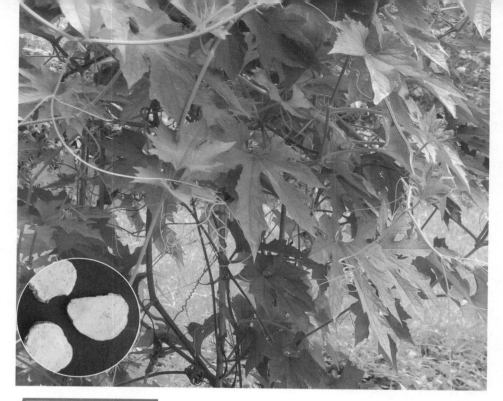

天花粉

【别名】花粉、楼根、蒌粉、白药、瑞雪、栝楼根、天瓜粉、屎瓜根、栝蒌粉。

来　　源　本品为葫芦科植物栝楼 *Trichosanthes kirilowii* Maxim.或双边栝楼 *Trichosanthes rosthornii* Herms的干燥根。

形态特征　多年生草质藤本，根肥厚。叶互生，卵状心形，常掌状3～5裂，裂片再分裂，基部心形，两面被毛。花单性，雌雄异株，雄花3～8排成总状花序，花冠白色，5深裂，裂片先端流苏状；雌花单生，子房卵形。果实圆球形，成熟时橙红色。花期5～8月，果期8～10月。

生境分布　生长于向阳山坡、石缝、山脚、田野草丛中。分布于我国南北各地。

性味归经　甘、微苦，微寒。归肺、胃经。

功能主治　清热泻火，生津止渴，消肿排脓。用于热病烦渴，肺热燥咳，内热消渴，疗疮肿毒。

用量用法　10～15克，煎服；或入丸、散。外用适量，研末，水或醋调敷。

使用注意　孕妇慎用；不宜与川乌、制川乌、草乌、制草乌、附子同用。

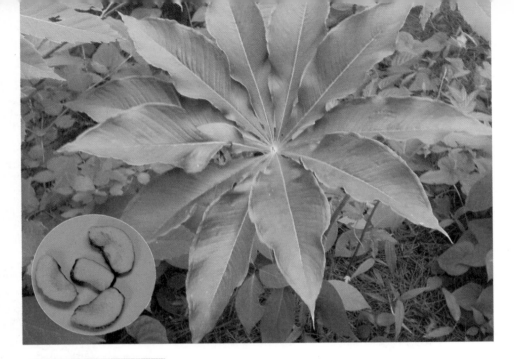

天南星

【别名】南星、白南星、蛇包谷、山苞米、山棒子。

来　　源　本品为天南星科植物天南星 *Arisaema erubescens* (Wall.) Schott、异叶天南星 *Arisaema heterophyllum* Bl. 或东北天南星 *Arisaema amurense* Maxim. 的干燥块茎。

形态特征　草本植物，株高40～90厘米。叶1枚基生，叶片放射状分裂，披针形至椭圆形，顶端具线形长尾尖，全缘；叶柄长圆柱形，肉质，下部成鞘，具白色和散生的紫色纹斑。总花梗比叶柄短，佛焰苞绿色和紫色，肉穗花序单性，雌雄异株，雌花序具棒状附属器，下具多数中性花，无花被，子房卵圆形；雄花序的附属器下部光滑和有少数中性花。浆果红色，球形。花期4～5月，果期7～9月。

生境分布　生长于丛林之下或山野阴湿处。天南星分布于河南、河北、四川等地；异叶天南星分布于江苏、浙江等地；东北天南星分布于辽宁、吉林等地。

采收加工　秋、冬两季茎叶枯萎时采挖，除去须根及皮，干燥。

性味归经　苦、辛，温；有毒。归肺、肝、脾经。

功能主治　散结消肿。外用治痈疮肿毒，蛇虫咬伤。

用量用法　外用生品适量，研末以醋或酒调敷患处。

使用注意　孕妇慎用；生品内用宜慎。

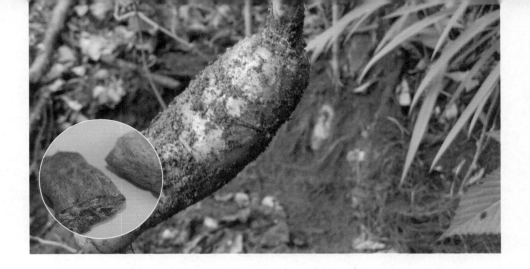

天麻

【别名】神草、赤箭、离母、木浦、赤箭芝、独摇芝、鬼督邮、定风草。

来　源　本品为兰科植物天麻 *Gastrodia elata* Bl. 的干燥块茎。

形态特征　多年生寄生植物。寄主为密环菌，以密环菌的菌丝或菌丝的分泌物为营养源。块茎横生，椭圆形或卵圆形，肉质；茎单一，直立，黄红色。叶退化成膜质鳞片状，互生，下部鞘状抱茎。总状花序顶生；苞片膜质，披针形或狭状披针形，膜质，具细脉；花淡绿黄色或橙红色，花被下部合生呈歪壶状，顶端5裂；唇瓣高于花被管的2/3，能育冠状雄蕊1，着生于雄蕊上端子房柄扭转。蒴果长圆形或倒卵形。种子多而极小，呈粉末状。花、果期5～7月。

生境分布　生长于腐殖质较多而湿润的林下、向阳灌木丛及草坡也有。分布于四川、云南、贵州等地。

采收加工　冬、春两季采挖。冬采者名"冬麻"，质量优良；春采者名"春麻"，质量逊于冬麻。采挖后除去地上茎及须根，洗净泥土，用清水泡，及时擦去粗皮，随即放入清水或白矾水中浸泡，再水煮或蒸，至中心无白点时为度，取出干燥。

性味归经　甘，平。归肝经。

功能主治　息风止痉，平抑肝阳，祛风通络。用于小儿惊风，癫痫，破伤风，头痛头晕，眩晕耳鸣，手足不利，肢体麻木，风湿痹痛。

用量用法　3～10克，煎服；或研末吞服，每次1～1.5克。

使用注意　津液衰少、血虚、阴虚者慎用天麻；不可与御风草根同用，否则有令人肠结的危险。

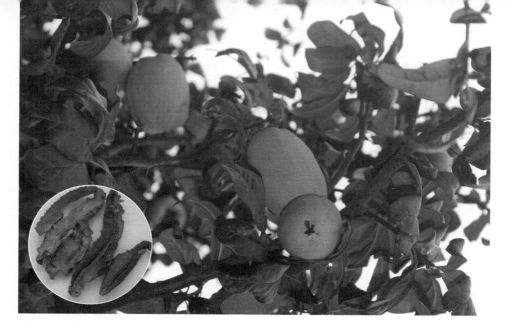

木瓜

【别名】 木梨、木李、楔楂、木瓜花、木瓜海棠、光皮木瓜。

来　　源　本品为蔷薇科植物贴梗海棠 *Chaenomeles speciosa* (Sweet) Nakai 的干燥近成熟果实。

形态特征　落叶灌木，高达2米，小枝无毛，有刺。叶片卵形至椭圆形，边缘有尖锐重锯齿；托叶大，肾形或半圆形，有重锯齿。花3～5朵簇生于两年生枝上，先叶开放，绯红色，稀淡红色或白色；萼筒钟状，基部合生，无毛。梨果球形或长圆形，木质，黄色或带黄绿色，干后果皮皱缩。花期3～5月，果期9～10月。

生境分布　生长于山坡地、田边地角、房前屋后。分布于山东、河南、陕西、安徽、江苏、湖北、四川、浙江、江西、广东、广西等地。

采收加工　夏、秋两季果实绿黄时采摘，置沸水中煮5～10分钟，捞出，晒至外皮起皱时纵剖为2块或4块，再晒至颜色变红为度。若日晒夜露经霜，则颜色更为鲜艳。

性味归经　酸，温。归肝、脾经。

功能主治　舒筋活络，和胃化湿。用于湿痹拘挛，腰膝酸软，关节酸重疼痛，暑湿吐泻，转筋挛痛，脚气水肿。

用量用法　6～9克，煎服；或入丸、散剂。外用适量，煎水熏洗。

使用注意　本品味酸收敛，凡表证未解、痢疾初期或胃酸过多者不宜用。

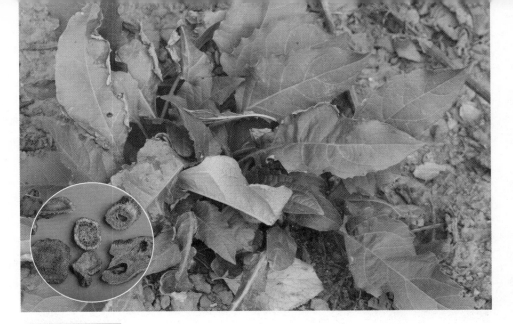

木香

【别名】蜜香、五香、青木香、五木香。

来　　源　本品为菊科植物木香 *Aucklandia lappa* Decne. 的干燥根。

形态特征　多年生草本，高1～2米。主根粗壮，圆柱形。基生叶大型，具长柄，叶片三角状卵形或长三角形，基部心形，边缘具不规则的浅裂或呈波状，疏生短刺；基部下延成不规则分裂的翼，叶面被短柔毛；茎生叶较小，呈广椭圆形。头状花序2～3个丛生于茎顶，叶生者单一，总苞由10余层线状披针形的薄片组成，先端刺状；花全为管状花。瘦果线形，有棱，上端着生一轮黄色直立的羽状冠毛。花期4～5月。

生境分布　生长于高山草地和灌木丛中。木香分布于云南、广西者，称为"云木香"；产于印度、缅甸者，称为"广木香"。川木香分布于四川、西藏等地。

采收加工　秋、冬两季采挖，除去泥土及须根，切段，大的再纵剖成瓣，干燥后撞去粗皮。

性味归经　辛、苦，温。归脾、胃、大肠、三焦、胆经。

功能主治　行气止痛，健脾消食；用于胸胁、脘腹胀痛，泻痢后重，食积不消，呃逆呕吐，不思饮食。煨木香实肠止泻；用于泄泻腹痛。

用量用法　3～6克，煎服。

使用注意　阴虚、津液不足者慎用。

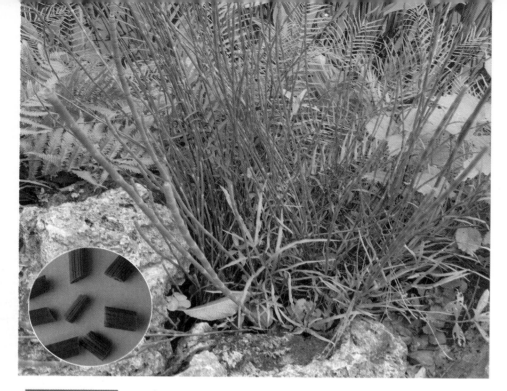

木贼

【别名】擦草、锉草、木贼草、无心草、节骨草、节节草、擦桌草。

来　　源　本品为木贼科植物木贼 *Equisetum hiemale* L. 的干燥地上部分。

形态特征　一年或多年生草本蕨类植物，植株高达100厘米。根茎短，棕黑色，匍匐丛生；枝端产生孢子叶球，矩形，顶端尖，形如毛笔头。地上茎单一不分枝，中空，有纵列的脊，脊上有疣状突起2行，极粗糙。叶呈鞘状，紧抱节上，顶部及基部各有一黑圈，鞘上的齿极易脱落。孢子囊生长于茎顶，长圆形，无柄，具小尖头。

生境分布　生长于河岸湿地、坡林下阴湿处、溪边等阴湿的环境。分布于东北、华北和长江流域各省。

采收加工　夏、秋两季采割，除去杂质，晒干或阴干。

性味归经　甘、苦，平。归肺、肝经。

功能主治　疏散风热，明目退翳。用于风热目赤，迎风流泪，目生云翳。

用量用法　3～9克，煎服。外用适量，研末撒敷。

使用注意　气血虚者慎用。

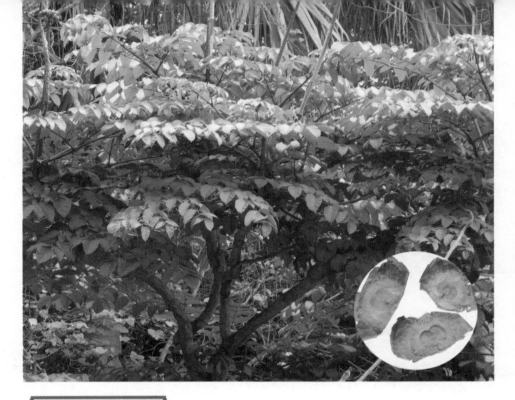

木蝴蝶

【别名】纸肉、故纸、干张纸、白玉纸、玉蝴蝶、云故纸、破布子、白故纸。

来　　源	本品为紫葳科植物木蝴蝶 *Oroxylum indicum* (L.) Vent. 的干燥成熟种子。
形态特征	直立小乔木，高6～8米，树皮灰褐色。叶对生，2～3回羽状复叶，着生于茎的近顶端；小叶多数，卵形，全缘。总状花序顶生，长约25厘米；花大，紫红色，两性；花萼肉质，钟状。蒴果长披针形，扁平，木质；种子扁圆形，边缘具白色透明膜质翅。花期7～10月，果期10月至翌年2月。
生境分布	生长于山坡、溪边、山谷及灌木丛中。分布于云南、广西、贵州等地。
采收加工	10～12月采摘成熟果实，取出种子，晒干或烘干。
性味归经	苦、甘，凉。归肺、肝、胃经。
功能主治	清肺利咽，疏肝和胃。用于肺热咳嗽，喉痹咽痛，音哑，肝胃气痛。
用量用法	1～3克，煎服；或研末。外用适量，敷贴。
使用注意	本品苦寒，脾胃虚弱者慎用。

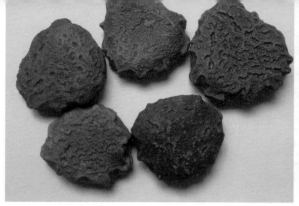
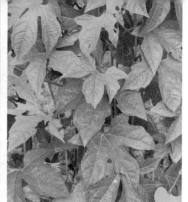

木鳖子

【别名】木鳖、漏苓子、糯饭果、藤桐子、番木鳖。

来　　源　本品为葫芦科植物木鳖 *Momordica cochinchinensis* (Lour.) Spreng. 的干燥成熟种子。

形态特征　多年生草质藤本，具膨大的块状根。叶互生，圆形至阔卵形，长7～14厘米，通常3浅裂或深裂，裂片略呈卵形或长卵形，全缘或具微齿，基部近心形，先端急尖，上面光滑，下面密生小乳突，3出掌状网脉；叶柄长5～10厘米，具纵棱，在中部或近叶片处具2～5腺体。花单性，雌雄同株，单生叶腋，花梗细长，每花具1片大型苞片，黄绿色。雄花：萼片革质，粗糙，卵状披针形，花瓣浅黄色，雄蕊5，合成3体。雌花：萼片线状披针形，花冠与雄花相似，子房下位。瓠果椭圆形，成熟后红色，肉质；种子略呈扁圆形或近椭圆形，边缘四周具不规则的突起，呈龟板状，灰棕色。花期6～8月，果期8～11月。

生境分布　生长于山坡、林缘土层较深厚的地方。分布于广西、四川、湖北、河南、安徽、浙江、福建、广东、贵州、云南等地。

采收加工　9～11月果实成熟时采摘，剖开果实，晒至半干，剥取种子；或装入盆钵内，待果皮近于腐烂时将果皮弄烂，用清水淘洗，除去瓤肉及外膜，取出种子，晒干或烘干。

性味归经　苦、微甘，凉；有毒。归肝、脾、胃经。

功能主治　散结消肿，攻毒疗疮。用于疮疡肿毒，乳痈，瘰疬，痔瘘，干癣，秃疮，风湿痹痛，筋脉拘挛。

用量用法　内服：0.9～1.2克，多入丸、散，亦可煎服。外用适量，研末，用油或醋调涂患处。

使用注意　孕妇慎用。

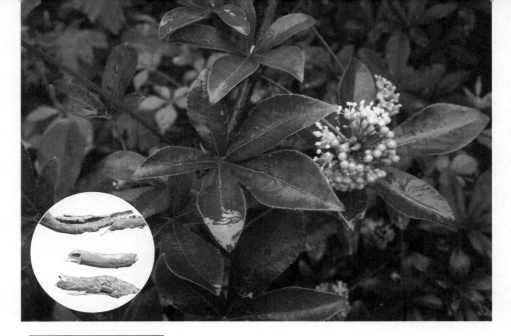

五加皮

【别名】五谷皮、南五加皮、红五加皮。

来　　源　本品为五加科植物细柱五加 *Acanthopanax gracilistylus* W. W. Smith的干燥根皮。

形态特征　落叶灌木，高2～3米；枝呈灰褐色，无刺或在叶柄部单生扁平刺。掌状复叶互生，在短枝上簇生，小叶5，稀3～4，中央一片最大，倒卵形或披针形，长3～8厘米，宽1～3.5厘米，边缘有钝细锯齿，上面无毛或沿脉被疏毛，下面腋腑有簇毛。伞形花序单生于叶腋或短枝上，总花梗长2～6厘米，花小，黄绿色，萼齿、花瓣及雄蕊均为5；子房下位，2室，花柱2，丝状分离。浆果近球形，侧扁，熟时黑色。花期5～7月，果期7～10月。

生境分布　生长于路边、林缘或灌木丛中。分布于湖北、河南、辽宁、安徽等地。

采收加工　夏、秋两季采挖。剥取根皮，洗净切厚片，晒干生用。

性味归经　辛、苦，温。归肝、肾经。

功能主治　祛风除湿，补益肝肾，强筋壮骨，利水消肿。用于风湿痹病，筋骨痿软，腰膝疼痛，小儿行迟，体虚乏力，水肿，脚气，跌打损伤，阴下湿痒。

用量用法　5～10克，煎服；或入酒剂。外用适量。

使用注意　阴虚火旺者慎用。

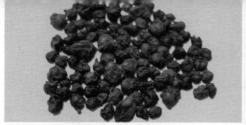
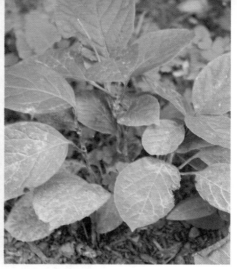
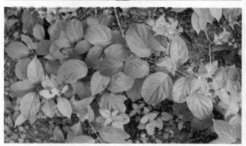

五味子

【别名】玄及、会及、五味、五梅子、北五味、南五味、南五味子、北五味子、华中五味子。

来　　源　本品为木兰科植物五味子 Schisandra chinensis (Turcz.) Baill. 的干燥成熟果实。

形态特征　落叶木质藤本，长达8米。茎皮灰褐色，皮孔明显，小枝褐色，稍具棱角。叶互生，柄细长；叶片薄而带膜质，卵形、阔倒卵形至阔椭圆形，长5～11厘米，宽3～7厘米，先端尖，基部楔形、阔楔形至圆形，边缘有小齿牙，上面绿色，下面淡黄色，有芳香。花单性，雌雄异株；雄花具长梗，花被6～9，椭圆形，雄蕊5，基部合生；雌花花被6～9，雌蕊多数，螺旋状排列在花托上，子房倒梨形，无花柱，受粉后花托逐渐延长呈穗状。浆果球形，直径5～7毫米，成熟时呈深红色，内含种子1～2枚。花期5～7月，果期8～9月。

生境分布　生长于半阴湿的山沟、灌木丛中。分布于东北、内蒙古、河北、山西等地。

采收加工　秋季果实成熟时采收，拣去枝梗，晒干。备用。

性味归经　酸、甘，温。归肺、心、肾经。

功能主治　收敛固涩，益气生津，补肾宁心。用于久嗽虚喘，久泻不止，梦遗滑精，遗尿尿频，自汗盗汗，津伤口渴，内热消渴，胸中烦热，心悸失眠。

用量用法　2～6克，煎服；或研末服，每次1～3克。

使用注意　本品酸涩收敛，凡心病、实邪者不宜用。

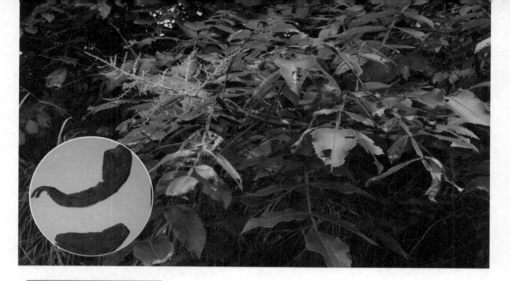

五倍子

【别名】角倍、肤杨树、盐肤子、盐酸白、五倍柴。

来　源　本品为漆树科植物盐肤木 *Rhus chinensis* Mill.、青麸杨 *Rhus potaninii* Maxim. 或红麸杨 *Rhus punjabensis* Stew. var. *sinica* (Diels) Rehd. et Wils 叶上寄生的虫瘿。主要由五倍蚜寄生而形成。角倍蚜的虫瘿，称为"角倍"，倍蛋蚜的虫瘿，称为"肚倍"。

形态特征　盐肤木为落叶小乔木或灌木，高2～10米；小枝棕褐色。奇数羽状复叶有小叶（2）3～6对，叶轴具宽的叶状翅，小叶自下而上逐渐增大，叶轴和叶柄密被锈色柔毛；小叶多形，卵形或椭圆状卵形或长圆形，长6～12厘米，宽3～7厘米，先端急尖，基部圆形。圆锥花序宽大，多分枝，密被锈色柔毛；花白色，花梗长约1毫米，被微柔毛；苞片披针形，被微柔毛，小苞片极小。核果球形，略压扁，被具节柔毛和腺毛，成熟时红色。花期8～9月，果期10月。

生境分布　生长于向阳的山坡。除东北、西北外，大部分地区均有。

采收加工　5～6月间采收肚倍，9～10月采收角倍，如采收时，虫瘿开裂，则影响质量。采得后，入沸水中煮3～5分钟，将内部仔虫杀死，晒干或阴干。

性味归经　酸、涩，寒。归肺、大肠、肾经。

功能主治　敛肺降火，涩肠止泻，敛汗止血，收湿敛疮。用于肺虚久咳，肺热痰嗽，久泻久痢，自汗盗汗，消渴，便血痔血，脱肛，遗精，白浊，外伤出血，痈肿疮毒，皮肤湿烂。

用量用法　3～6克，煎服；或入丸、散剂，每次1～1.5克。外用适量。

使用注意　湿热泻痢者忌用。

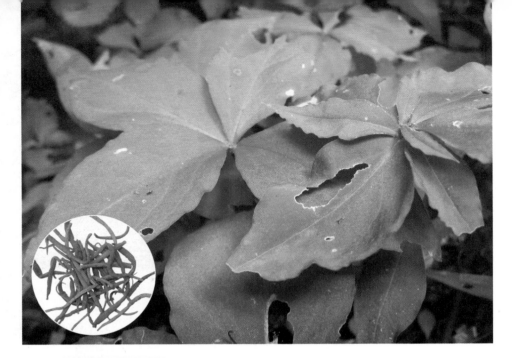

太子参

【别名】童参、米参、孩儿参、双批七、四叶参。

来　　源　本品为石竹科植物孩儿参 *Pseudostellaria heterophylla*（Miq.）Pax ex Pax et Hoffm. 的干燥块根。

形态特征　多年生草本，块根纺锤形。茎多数为单生直立，节部膨大。叶对生，下部叶片窄小，长倒披针形，叶基渐狭，全缘；上部的叶片较大，卵状披针形或菱状卵形，叶基渐狭呈楔形，叶缘微波状。花两型，茎下部腋生小的闭锁花，5花瓣；茎端的花大型，披针形。蒴果近球形。花期4～5月，果期5～6月。

生境分布　生长于林下富腐殖质的深厚土壤中。分布于江苏、安徽、山东等地。

采收加工　大暑前后采挖，过迟则易腐烂。洗净泥土，晒干；或入篓内，置开水中焯一下（3～5分钟）取出晒干。当支根已干、主根尚润时，搓去细小支根。

性味归经　甘、微苦，平。归脾、肺经。

功能主治　益气健脾，生津润肺。用于脾虚体倦，食欲不振，病后虚弱，气阴不足，自汗口渴，心悸怔忡，肺燥干咳。

用量用法　9～30克，煎服。

使用注意　邪实之证患者慎用。

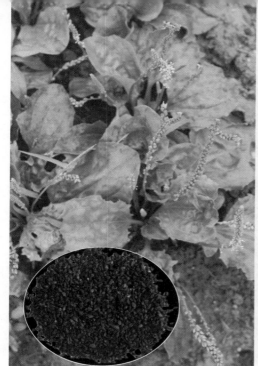
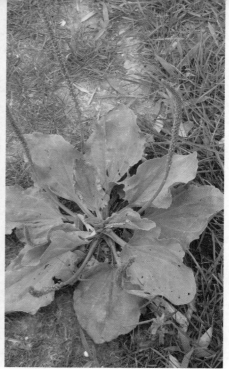

车前子

【别名】车前实、虾蟆衣子、凤眼前仁、猪耳朵穗子。

来　　源　本品为车前科植物车前 *Plantago asiatica* L. 或平车前 *Plantago depressa* Willd. 的干燥成熟种子。

形态特征　多年生草本。叶丛生，直立或展开，方卵形或宽卵形，长4～12厘米，宽4～9厘米，全缘或有不规则波状浅齿，弧形脉。花茎长20～45厘米，顶生穗状花序。蒴果卵状圆锥形，周裂。花期4～8月，果期6～9月。

生境分布　生长于山野、路旁、沟旁及河边。分布于全国各地。

采收加工　秋季果实成熟时，割取果穗，晒干后搓出种子，筛去果壳杂质。

性味归经　甘，寒。归肝、肾、肺、小肠经。

功能主治　清热利尿，通淋，渗湿止泻，明目，祛痰。用于热淋涩痛，淋浊带下，水肿胀满，暑湿泄泻，目赤肿痛，痰热咳嗽。

用量用法　9～15克，煎服，宜用布包煎。

使用注意　内伤劳倦、阳气下陷、肾虚精滑、内无湿热者慎服。

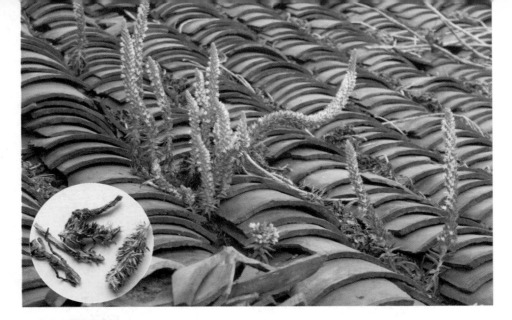

瓦松

【别名】瓦花、瓦玉、屋松、岩笋、塔松、瓦霜、向天草、昨叶何草。

来　　源　本品为景天科植物瓦松 *Orostachys fimbriata* (Turcz.)Berg. 的干燥地上部分。

形态特征　多年生肉质草本，高10～40厘米。茎略斜伸，全体粉绿色。基部叶呈紧密的莲座状，线形至倒披针形，长2～3厘米，绿色带紫，或具白粉，边缘有流苏状的软骨片和针状尖刺。茎上叶线形至倒卵形，长尖。花梗分枝，侧生于茎上，密被线形或长倒披针形苞叶，花呈顶生、肥大、穗状的圆锥花序，幼嫩植株上则排列疏散，呈伞房状圆锥花序；花萼与花瓣通常均为5，罕为4；萼片卵圆形或长圆形，基部稍合生；花瓣淡红色，膜质，长卵状披针形或长椭圆形；雄蕊10，几与花瓣等长；雌蕊为离生的5心皮组成，花柱与雄蕊等长。蓇葖果。花期7～9月，果期8～10月。

生境分布　生长于屋顶、墙头及石上。全国各地均有分布。

采收加工　夏、秋两季采收，将全株连根拔起，除去根及杂质，晒干。

性味归经　酸、苦，凉。归肝、肺、脾经。

功能主治　凉血止血，解毒敛疮。用于血痢，便血，痔血，吐血，鼻衄，湿疹，痈毒，疔疮，疮口久不愈合。

用量用法　3～9克，煎服、捣汁或入丸剂。外用适量，捣敷、煎水熏洗或烧存性研末调敷。

使用注意　脾胃虚寒者忌用。

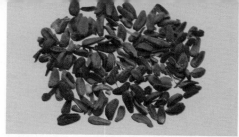
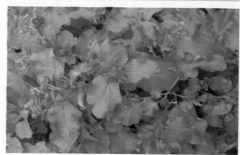
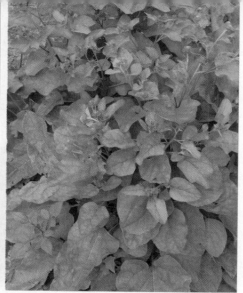

牛蒡子

【别名】恶实、鼠粘子、毛然子、黍粘子、黑风子、大力子、毛锥子。

来　源　本品为菊科植物牛蒡 Arctium lappa L. 的干燥成熟果实。

形态特征　两年生大型草本，高1～2米，上部多分枝，带紫褐色，有纵条棱。根粗壮，肉质，圆锥形。基生叶大型，丛生，有长柄；茎生叶互生，有柄，叶片广卵形或心形，长30～50厘米，宽20～40厘米，边缘微波状或有细齿，基部心形，下面密布白色短柔毛；茎上部的叶逐渐变小。头状花序簇生于茎顶或排列成伞房状，花序梗长3～7厘米，表面有浅沟，密生细毛；总苞球形，苞片多数，覆瓦状排列，披针形或线状披针形，先端延长成尖状，末端钩曲；花小，淡红色或红紫色，全为管状花，两性，聚药雄蕊5；子房下位，顶端圆盘状，着生短刚毛状冠毛，花柱细长，柱头2裂。瘦果长圆形，具纵棱，灰褐色，冠毛短刺状，淡黄棕色。花、果期6～9月。

生境分布　生长于沟谷林边、荒山草地中；有栽培。全国各地均产，主产区为河北、吉林、辽宁、黑龙江、浙江，其中尤以东北三省产量为大。

采收加工　秋季果实成熟时采收果序，晒干，打下果实，除去杂质，再晒干。

性味归经　辛，苦，寒。归肺、胃经。

功能主治　疏散风热，宣肺透疹，解毒利咽。用于风热咳嗽，咽喉肿痛，麻疹，风疹，痄腮，丹毒，痈肿疮毒。

用量用法　6～12克，煎服。

使用注意　本品性寒，滑肠、便溏者慎用。

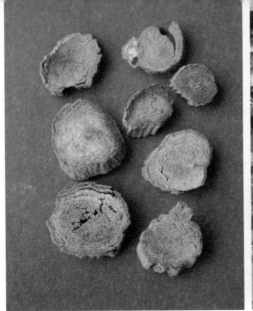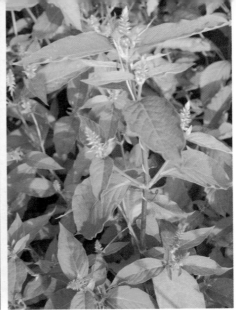

牛膝

【别名】牛茎、百倍、土牛膝、怀牛膝、淮牛膝、红牛膝。

来　　源　本品为苋科植物牛膝 *Achyranthes bidentata* Bl. 的根。

形态特征　一年生草本，高40～100厘米。茎方形有棱角，节处稍膨大如牛的膝盖，节上有对生的分枝。叶为对生，叶片椭圆形或椭圆状披针形，两面有柔毛，全缘。穗状花序腋生兼顶生，花小，绿色，花下折，贴近花梗。果实长圆形，内有种子1枚，黄褐色。花期8～9月，果期10月。

生境分布　生长于海拔200～1750米的地区，常生长在山坡林下。分布于我国除东北外的其他地区。

采收加工　冬季茎叶枯萎后采挖根部。除去细根及泥土，理直根条，每10根扎成一把，晒至干皱后用硫黄熏1～2次，削芦去尖，晒干。

性味归经　苦、甘、酸，平。归肝、肾经。

功能主治　逐瘀通经，补肝肾，强筋骨，利尿通淋，引血下行。用于经闭，痛经，产后腹痛，胞衣不下，腰膝酸痛，筋骨无力，下肢痿软，淋证，水肿，头痛，眩晕，牙痛，口疮，吐血，衄血，跌打损伤。

用量用法　5～12克，煎服；或浸酒；或入丸、散。外用适量，捣敷；捣汁滴鼻；或研末撒入牙缝。

使用注意　孕妇慎用。

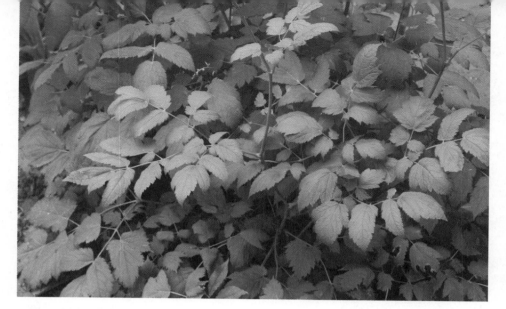

升麻

【别名】龙眼根、莽牛卡架、窟窿牙根。

来　　源　本品为毛茛科植物大三叶升麻 *Cimicifuga heracleifolia* Kom.、兴安升麻 *Cimicifuga dahurica* (Turcz.) Maxim. 或升麻 *Cimicifuga foetida* L. 的干燥根茎。

形态特征　大三叶升麻为多年生草本，根茎上生有多数内陷圆洞状的老茎残基。叶互生，2回3出复叶，小叶卵形至广卵形，上部3浅裂，边缘有锯齿。圆锥花序具分枝3～20条，花序轴和花梗密被灰色或锈色的腺毛及柔毛；花两性，退化雄蕊长卵形，先端不裂；能育雄蕊多数，花丝长短不一，心皮3～5，光滑无毛。蓇葖果无毛。花期8～9月，果期9～10月。

生境分布　生长于山坡、沙地。植物大三叶升麻的根茎为药材关升麻，分布于辽宁、吉林、黑龙江；植物兴安升麻的根茎为药材北升麻，分布于辽宁、黑龙江、河北、山西；植物升麻的根茎为药材西升麻或称川升麻，分布于陕西、四川。

采收加工　春、秋两季采挖，除去茎叶和泥土，晒至须根干时，火燎或用其他方法除去须根，晒干。

性味归经　辛、微甘，微寒。归肺、脾、胃、大肠经。

功能主治　发表透疹，清热解毒，升举阳气。用于风热感冒，头痛，齿痛，口舌生疮，咽喉肿痛，麻疹不透，阳毒发斑，脱肛，子宫脱垂。

用量用法　3～10克，煎服。发表透疹、解毒宜生用，升举阳气宜炙用。

使用注意　麻疹疹出已透、阴虚火旺、肝阳上亢、上盛下虚者忌用。

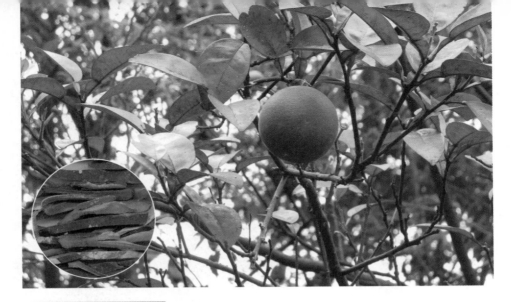

化橘红

【别名】橘红、毛橘红、柚子皮、光七爪、光五爪、柚皮橘红、化州橘红。

来　　源　本品为芸香科植物化州柚 *Citrus grandis* 'Tomentosa' 的未成熟或近成熟的干燥外层果皮。

形态特征　常绿乔木，高5～10米。小枝扁，幼枝、新叶被短柔毛。单数复叶互生，长椭圆形、卵状椭圆形或阔卵形，长6.5～16.5厘米，宽4.5～8厘米，边缘浅波状，叶翅倒心形。花单生或为总状花序，腋生；花瓣白色；雄蕊25～45；子房长圆形。柑果梨形、倒卵形或圆形，直径10～15厘米，柠檬黄色，油室大；瓤囊10～18瓣。花期4～5月，果期9～11月。

生境分布　栽培于丘陵或低山地带。分布于广东化州、廉江、遂溪、徐闻，广西南宁、博白。浙江、江西、福建、台湾、湖北、湖南、四川、贵州、云南等地均有栽培。

采收加工　夏季果实未成熟时采收，置沸水中略烫后，将果皮割成5或7瓣，除去果瓤及部分中果皮，压制成形，干燥。

性味归经　辛、苦，温。归肺、脾经。

功能主治　理气宽中，燥湿化痰。用于风寒咳嗽，咽痒痰多，食积伤酒，呕恶痞闷。

用量用法　3～6克，煎服。

使用注意　气虚及阴虚有燥痰者不宜服。

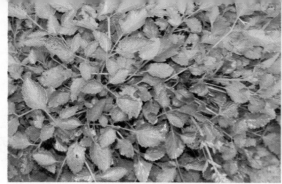
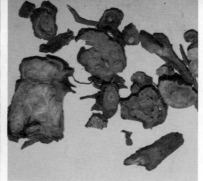

丹参

【别名】赤参、山参、红参、郄蝉草、木羊乳、奔马草、紫丹参、活血根。

来　　源　本品为唇形科植物丹参 *Salvia miltiorrhiza* Bge. 的干燥根和根茎。

形态特征　多年生草本，高30～100厘米，全株密被淡黄色柔毛及腺毛。茎四棱形，具槽，上部分枝。叶对生，奇数羽状复叶；叶柄长1～7厘米；顶端小叶最大，侧生小叶较小，小叶片卵圆形至宽卵圆形，长2～7厘米，宽0.8～5厘米，先端急尖或渐尖，基部斜圆形或宽楔形，边具圆锯齿，两面密被白色柔毛。轮伞花序组成顶生或腋生的总状花序，每轮有花3～10，下部者疏离，上部者密集；苞片披针形，上面无毛，下面略被毛；花萼近钟状，紫色；花冠二唇形，蓝紫色，长2～2.7厘米，上唇直立，呈镰刀状，先端微裂，下唇较上唇短，先端3裂，中央裂片较两侧裂片长且大；发育雄蕊2，着生于下唇的中部，伸出花冠外，退化雄蕊2，线形，着生于上唇喉部的两侧，花药退化呈花瓣状；花盘前方稍膨大；子房上位，4深裂，花柱细长，柱头2裂，裂片不等。小坚果长圆形，熟时棕色或黑色，包于宿萼中。花期5～10月，果期6～11月。

生境分布　生长于海拔120～1300米的山坡、林下草地或沟边。分布于辽宁、河北、山西、陕西、宁夏、甘肃、山东、江苏、安徽、浙江、福建、江西、河南、湖北、湖南、四川、贵州等地。

采收加工　春栽春播于当年采收；秋栽秋播于第2年10～11月地上部枯萎或翌年春季萌发前将全株挖出，除去残茎叶，摊晒，使其软化，抖去泥沙（忌用水洗），运回晒至五六成干。

性味归经　苦，微寒。归心、肝经。

功能主治　活血祛瘀，通经止痛，清心除烦，凉血消痈。用于胸痹心痛，胸胁刺痛，脘腹疼痛，癥瘕积聚，热痹疼痛，心烦不眠，月经不调，痛经经闭，疮疡肿痛。

用量用法　10～15克，煎服。

使用注意　不宜与藜芦同用。

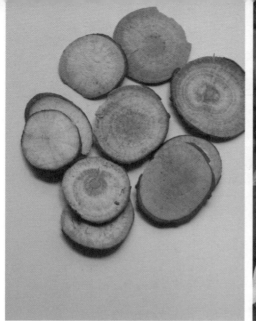
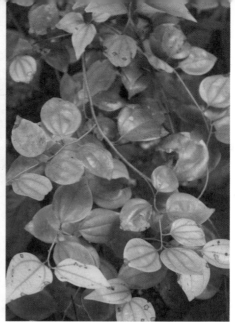

乌药

【别名】香叶子、细叶樟、铜钱树、斑皮柴、白背树、天台乌药。

来　　源　本品为樟科植物乌药 *Lindera aggregata* (Sims) Kosterm. 的干燥块根。

形态特征　常绿灌木或小乔木，高可达5米，胸径约4厘米；树皮灰褐色。根有纺锤状或结节状膨胀，外面棕黄色至棕黑色，表面有细皱纹。幼枝青绿色，具纵向细条纹，密被金黄色绢毛，后渐脱落；顶芽长椭圆形。叶互生，卵形、椭圆形至近圆形，先端长渐尖或尾尖，基部圆形，革质或有时近革质，上面绿色，有光泽，下面苍白色，幼时密被棕褐色柔毛，后渐脱落，偶见残存斑块状黑褐色毛片。花期3～4月，果期5～11月。

生境分布　生长于向阳山谷、坡地或疏林灌木丛中。分布于浙江、安徽、江西、陕西等地。以浙江天台产者质量最佳。

采收加工　全年均可采挖，除去细根，洗净，趁鲜切片，晒干，或直接晒干。

性味归经　辛，温。归肺、脾、肾、膀胱经。

功能主治　行气止痛，温肾散寒。用于寒凝气滞，胸腹胀痛，气逆喘急，膀胱虚冷，遗尿尿频，疝气疼痛，少腹冷痛，经闭痛经。

用量用法　6～10克，煎服；或入丸、散。

使用注意　气血虚而有内热者不宜用。

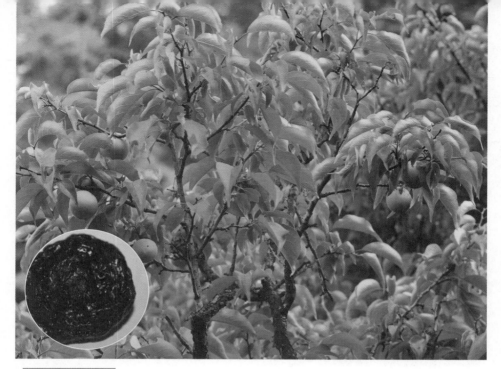

乌梅

【别名】梅、梅实、春梅、熏梅、桔梅肉。

来　　源　本品为蔷薇科植物梅 *Prunus mume* (Sieb.) Sieb. et Zucc. 的干燥近成熟果实。

形态特征　落叶小乔木或灌木。叶互生，托叶1对，早落，叶片阔卵形或卵形，先端尾状渐尖。花单生或2朵簇生枝上，先叶开放，白色或红色，花梗极短；花萼5；子房密被柔毛。核果球形，成熟时黄色。花期冬春季，果期5～6月。

生境分布　喜温暖湿润气候，需阳光充足，花期温度对产量影响极大，全国各地均有栽培。分布于浙江、福建、云南等地。

采收加工　5月采收后，将梅子分成大小两半，分别用低温烘焙，焙干后闷2～3日，使其变黑即成。

性味归经　酸、涩，平。归肝、脾、肺、大肠经。

功能主治　敛肺涩肠，生津安蛔。用于肺虚久咳，久疟久泻，痢疾，便血，尿血，虚热消渴，蛔厥呕吐腹痛。

用量用法　6～12克，煎服；大剂量可用至30克。外用适量。

使用注意　表邪、实热积滞者不宜用。

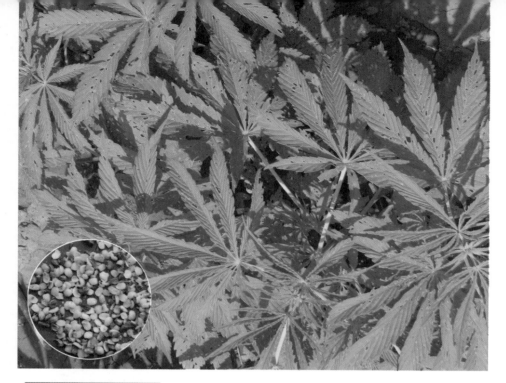

火麻仁

【别名】火麻、大麻仁、线麻子。

来　　源　本品为桑科植物大麻 *Cannabis sativa* L. 的成熟种子。

形态特征　一年生直立草本，高1～3米。掌状叶互生或下部对生，全裂，裂片3～11，披针形至条状披针形，下面密被灰白色粘毛。花单性，雌雄异株；雄花序为疏散的圆锥花序，黄绿色，花被片5；雌花簇生于叶腋，绿色，每朵花外面有1卵形苞片。瘦果卵圆形，质硬，灰褐色，有细网状纹，为宿存的黄褐色苞片所包裹。花期5～6月，果期为7月。

生境分布　生长于土层深厚、疏松肥沃、排水良好的沙质土壤或黏质土壤里。分布于东北、华北、华东、中南等地。

采收加工　秋、冬果实成熟时，割取全株，晒干，打下果实，除去杂质。

性味归经　甘，平。归脾、胃、大肠经。

功能主治　润肠通便。用于血虚津亏，肠燥便秘。

用量用法　10～15克，打碎入煎；或捣取汁煮粥。外用适量。

使用注意　火麻仁大量食入，可引起中毒。

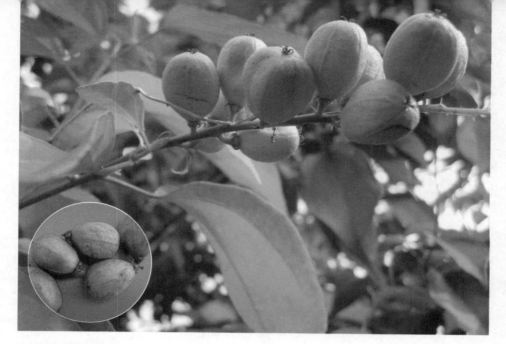

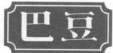

巴豆

【别名】巴果、巴米、刚子、江子、老阳子、双眼龙、猛子仁。

来　源　本品为大戟科植物巴豆 *Croton tiglium* L. 的干燥成熟果实。

形态特征　常绿小乔木。叶互生，卵形至矩圆状卵形，顶端渐尖，两面被稀疏的星状毛，近叶柄处有2腺体。花小，成顶生的总状花序，雄花生上，雌花在下。蒴果类圆形，3室，每室内含1枚种子。花期3～5月，果期6～7月。

生境分布　多为栽培植物；野生于山谷、溪边、旷野，有时也见于密林中。分布于四川、广西、云南、贵州等地。

采收加工　秋季果实成熟时采收，堆置2～3日，摊开，干燥。

性味归经　辛，热；有大毒。归胃、大肠经。

功能主治　外用蚀疮。用于恶疮疥癣，疣痣。

用量用法　外用适量，研末涂患处；或捣烂以纱布包擦患处。

使用注意　孕妇禁用；不宜与牵牛子同用。生品不做内服。

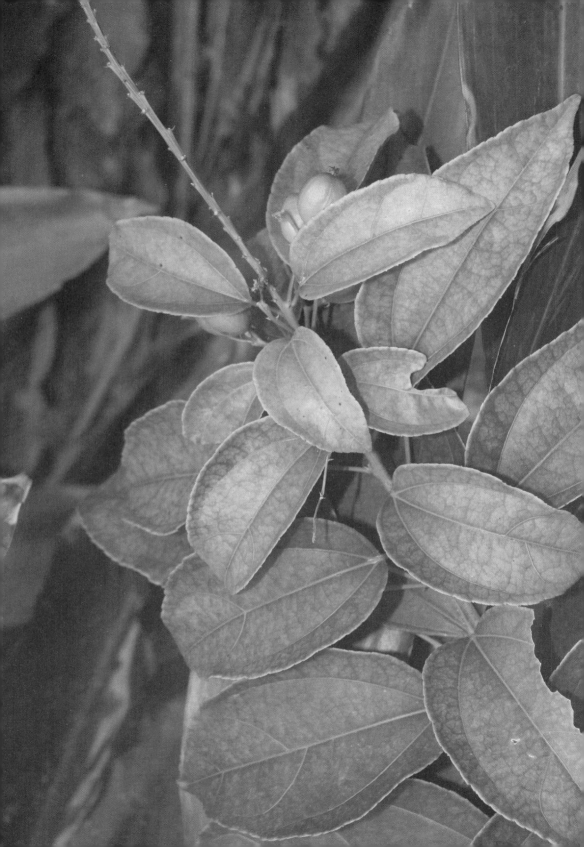

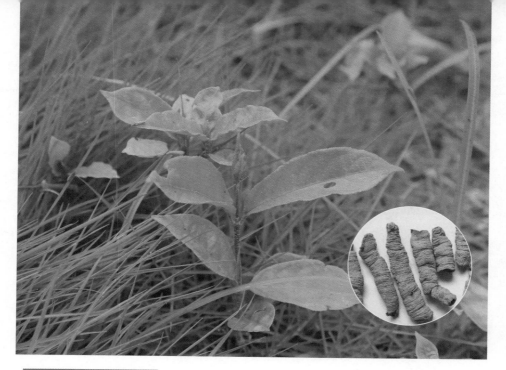

巴戟天

来　　源　本品为茜草科植物巴戟天 *Morinda officinalis* How 的干燥根。

形态特征　藤状灌木。根肉质肥厚，圆柱形，呈结节状。茎有纵棱，小枝幼时有褐色粗毛。叶对生，叶片长椭圆形，全缘，叶缘常有稀疏的短睫毛，下面中脉被短粗毛，托叶鞘状。头状花序有花2～10，排列于枝端，花序梗被污黄色短粗毛；花萼先端有不规则的齿裂或近平截；花冠白色，肉质。核果近球形；种子4枚。花期5～7月，果期10～11月。

生境分布　生长于山谷、溪边或林下。分布于广东高要、德庆，广西苍梧等地。

采收加工　秋、冬两季采收为宜。栽培品5～7年后采挖，洗净泥土，除去须根，晒六七成干，用木槌轻轻捶扁，晒干；或先蒸过，晒至半干后，捶扁，晒干。

性味归经　甘、辛，微温。归肾、肝经。

功能主治　补肾阳，强筋骨，祛风湿。用于阳痿遗精，腰膝疼痛，筋骨痿软，宫冷不孕，月经不调，少腹冷痛，风湿痹痛。

用量用法　3～10克，煎服；或入丸、散。

使用注意　阴虚火旺者不宜单用。

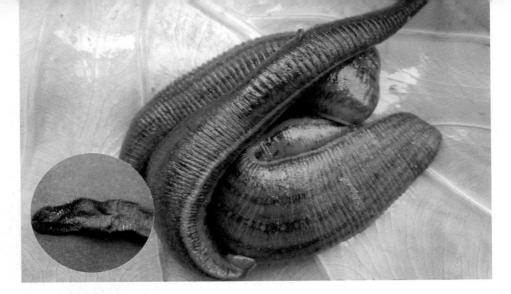

水蛭

【别名】马蛭、蚂蟥、烫水蛭。

来　　源　本品为水蛭科动物蚂蟥 *Whitmania pigra* Whitman、水蛭 *Hirudo nipponica* Whitman 或柳叶蚂蟥 *Whitmania acranulata* Whitman 的干燥全体。

形态特征　体长稍扁，乍视之似圆柱形，体长2～2.5厘米，宽2～3毫米。背面绿中带黑，有5条黄色纵线，腹面平坦，灰绿色，无杂色斑，整体环纹显著，体节由5环组成，每环宽度相似。眼10，呈"∩"形排列，口内有3个半圆形的颚片围成"Y"形，当吸着动物体时，用此颚片向皮肤钻进，吸取血液，由咽经食道而贮存于整个消化道和盲囊中。身体各节均有排泄孔，开口于腹侧。雌雄生殖孔相距4环，各开口于环与环之间。前吸盘较易见，后吸盘更显著，吸附力强。

生境分布　生长于稻田、沟渠、浅水污秽坑塘等处，全国大部分地区均有出产，多属野生。主要产于我国南部地区。

采收加工　夏、秋两季捕捉后，洗净，用开水烫死或用石灰、草木灰、酒闷死，晒干或烘干。

性味归经　咸、苦，平；有小毒。归肝经。

功能主治　破血通经，逐瘀消癥。用于血瘀经闭，癥瘕痞块，腹痛，痈肿丹毒，中风偏瘫，跌扑损伤。

用量用法　1～3克，煎服；或研末吞服，每次0.3～0.5克。

使用注意　孕妇禁用。

图／石榴

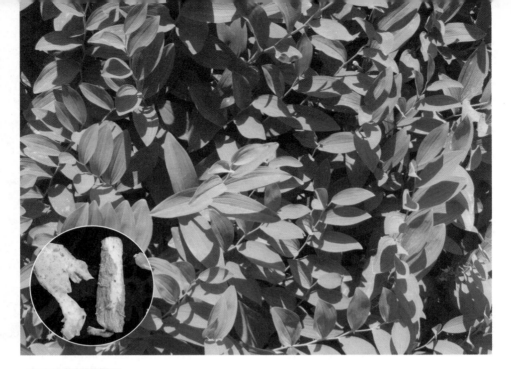

玉竹

【别名】玉术、委萎、女萎、葳蕤、节地、乌萎、黄芝、山玉竹。

来　　源　本品为百合科植物玉竹 *Polygonatum odoratum* (Mill.) Druce 的干燥根茎。

形态特征　多年生草本。根茎横生；茎单一，高20～60厘米。叶互生，无柄，叶片椭圆形至卵状长圆形。花腋生，通常1～3，簇生；花被筒状，白色；花丝丝状。浆果球形，成熟时蓝黑色。花期5～6月，果期7～9月。

生境分布　生长于山野林下或石隙间，喜阴湿处。分布于湖南、河南、江苏、浙江。河南产量最大，浙江新昌产质最佳。

采收加工　秋季采挖，除去须根，洗净，晒至柔软后，反复揉搓晾晒至无硬心，晒干，或蒸透后揉至半透明，晒干。

性味归经　甘，微寒。归肺、胃经。

功能主治　养阴润燥，生津止渴。用于肺胃阴伤，燥热咳嗽，咽干口渴，内热消渴，阴虚外感，头晕目眩。

用量用法　6～12克，煎服。

使用注意　脾虚及痰湿内盛者，不宜使用。

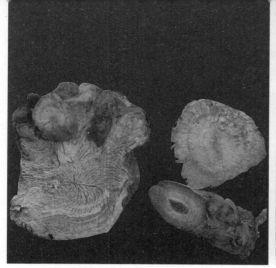
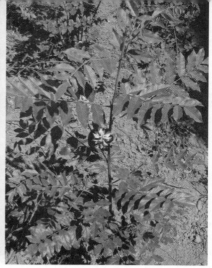

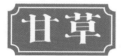

【别名】美草、密甘、密草、国老、粉草、甜根子、甜草根、粉甘草、红甘草。

来　　源　本品为豆科植物甘草 *Glycyrrhiza uralensis* Fisch.、胀果甘草 *Glycyrrhiza inflata* Bat. 或光果甘草 *Glycyrrhiza glabra* L. 的干燥根及根茎。

形态特征　甘草为多年生草本植物，高30～80厘米，外皮红棕色或暗棕色。根茎多横走，主根甚发达；茎直立，有白色短毛和刺毛状腺体。奇数羽状复叶互生，小叶7～17对，卵状椭圆形，全缘，两面被短毛及腺体。总状花序腋生，花密集；花萼钟状，外被短毛或刺状腺体，花冠蝶形，紫红色或蓝紫色。荚果扁平，呈镰刀形或环状弯曲，外面密被刺状腺毛；种子扁卵圆形，褐色。花期6～8月，果期7～10月。

生境分布　生长于干旱、半干旱的荒漠草原、沙漠边缘和黄土丘陵地带。分布于内蒙古、山西、甘肃、新疆等地，以内蒙古鄂尔多斯市杭锦旗所产品质最优。

采收加工　春、秋两季均可采挖，但以春季为佳。将挖取的根和根茎，切去茎基的幼芽串条、枝杈、须根，洗净，截成适当的长短段，按粗细、大小分等，晒至半干，打成小捆，再晒至全干。去掉栓皮者，称"粉甘草"。

性味归经　甘，平。归心、肺、脾、胃经。

功能主治　补脾益气，清热解毒，祛痰止咳，缓急止痛，调和诸药。用于脾胃虚弱，倦怠乏力，心悸气短，咳嗽痰多，脘腹、四肢挛急疼痛，痈肿疮毒，缓解药物毒性、烈性。

用量用法　2～10克，煎服。

使用注意　不宜与海藻、京大戟、红大戟、甘遂、芫花同用。

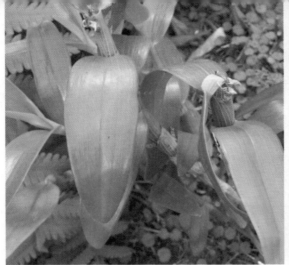
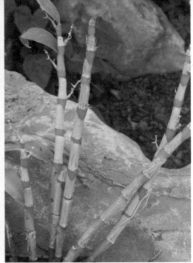

石斛

【别名】禁生、林兰、黄草、杜兰、金钗花、千年润、吊兰花。

来　　源　本品为兰科植物金钗石斛 *Dendrobium nobile* Lindl.、鼓槌石斛 *Dendrobium chrysotoxum* Lindl. 或流苏石斛 *Dendrobium fimbriatum* Hook. 的栽培品及其同属植物近似种的新鲜或干燥根茎。

形态特征　金钗石斛为多年生附生草本，高30～50厘米。茎丛生，直立，直径1～1.3厘米，黄绿色，多节，节间长2.5～3.5厘米。叶无柄，近革质，常3～5片生长于茎的上端；叶片长圆形或长圆状披针形，长6～12厘米，宽1.5～2.5厘米，先端钝，有偏斜状的凹缺，叶脉平行，通常9，叶鞘紧抱于节间，长1.5～2.7厘米。花期4～6月。

生境分布　生长于海拔100～3000米，常附生于树上或岩石上。分布于四川、云南、贵州、广东、广西、湖北等地，陕西、河南、江西等地也有分布。

采收加工　全年均可采收。但以秋后采挖者质量为好。鲜用者除去根及泥沙；干用者采收后除去杂质，用开水略烫或烘软，再边搓边烘，至叶鞘搓净，干燥备用。或将剪去部分须根的石斛边搓边扭成螺旋形或弹簧状，烘干，习称"耳环石斛"。

性味归经　甘，微寒。归胃、肾经。

功能主治　益胃生津，滋阴清热。用于热病津伤，口干烦渴，胃阴不足，食少干呕，病后虚热，虚劳消瘦，阴虚火旺，骨蒸劳热，目暗不明，筋骨痿软。

用量用法　干品6～12克，鲜品15～30克，入汤剂宜久煎。

使用注意　本品有敛邪之弊，故温热病初期不宜用；又味甘助湿，湿温未化燥者忌用。

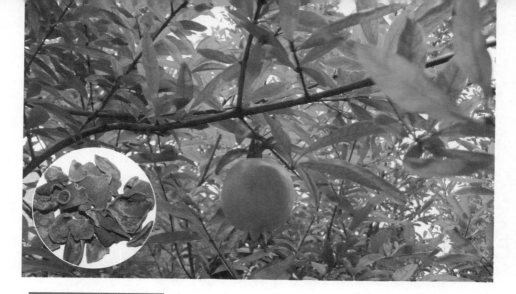

石榴皮

【别名】石榴壳、酸榴皮、西榴皮、酸石榴皮。

来　　源　本品为石榴科植物石榴 *Punica granatum* L. 的干燥果皮。

形态特征　落叶灌木或乔木，高2～5米；树皮青灰色；幼枝近圆形或微呈四棱形，枝端通常呈刺状，无毛。叶对生或簇生；叶片倒卵形至长椭圆形，长2.5～6厘米，宽1～1.8厘米，先端尖或微凹；基部渐狭，全缘，上面有光泽，无毛，下面有隆起的主脉，具短柄。花1至数朵，生小枝顶端或腋生，花梗长2～3毫米；花的直径约3厘米；萼筒钟状，肉质厚，红色，裂片6，三角状卵形；花瓣6，红色，与萼片互生，倒卵形，有皱纹；雄蕊多数，着生于萼管中部，花药球形，花丝细短；雌蕊1，子房下位或半下位，上部6室，具侧膜胎座，下部3室，具中轴胎座，花柱圆形，柱头头状。浆果近球形，果皮肥厚革质，熟时黄色，或带红色，内具薄隔膜，顶端有宿存花萼；种子多数，倒卵形，带棱角。花期5～6月，果期7～8月。

生境分布　生长于山坡向阳处或栽培于庭园。我国大部分地区均有分布。

采收加工　秋季果实成熟后收集果皮，晒干。

性味归经　酸、涩，温。归大肠经。

功能主治　涩肠止泻，止血，驱虫。用于久泻久痢，便血，脱肛，崩漏下血，带下，虫积腹痛。

用量用法　3～9克，煎服。

使用注意　阴虚火旺者忌服；恶小蓟。

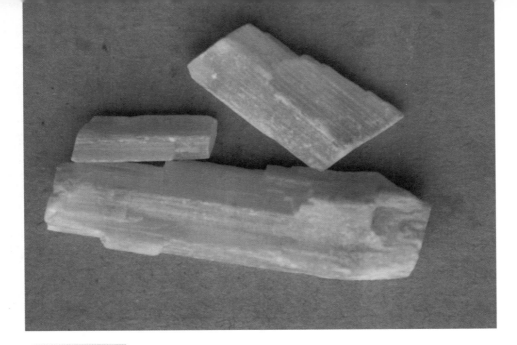

石膏

【别名】白虎、软石膏、细理石。

来　　源　本品为硫酸盐类矿物硬石膏族石膏，主含含水硫酸钙（$CaSO_4 \cdot 2H_2O$）。

形态特征　本品为纤维状的结晶聚合体，呈长块状或不规则块状，大小不一。全体白色、灰白色或淡黄色，有白色半透明或夹有蓝灰色或灰黄色片状杂质。体重，质脆，易纵向断裂，手捻能碎，纵断面具纤维状纹理，并有丝样光泽。硬度1.5～2，比重2.3，条痕白色。加热至107℃时，石膏失去部分结晶水变成熟石膏，从而呈白色不透明块状或粉末。气无，味淡。

生境分布　主生于海湾盐湖和内陆湖泊中形成的沉积岩中。分布极广，几乎全国各地皆有蕴藏，主要分布于湖北、甘肃及四川，以湖北应城产者最佳。

采收加工　全年可挖。挖出后去净泥土、杂石，碾碎或敲成小块。

性味归经　甘、辛，大寒。归肺、胃经。

功能主治　清热泻火，除烦止渴。用于外感热病，高热烦渴，肺热喘咳，胃火亢盛，热毒壅盛，发疹发斑，头痛，牙痛。

用量用法　15～60克，煎服，宜先煎。

使用注意　脾胃虚寒及阴虚内热者忌用。

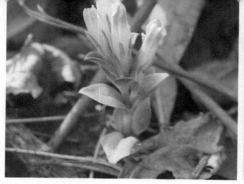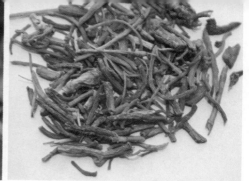

龙胆

【别名】陵游、胆草、草龙胆、龙胆草、地胆草、苦龙胆草。

来　　源　本品为龙胆科植物条叶龙胆 Gentiana manshurica Kitag.、龙胆 Gentiana scabra Bge.、三花龙胆 Gentiana triflora Pall. 或坚龙胆 Gentiana rigescens Franch. 的干燥根和根茎。

形态特征　多年生草本，高35～60厘米。根茎短，簇生多数细长的根，根长可达25厘米，淡棕黄色。茎直立，粗壮，通常不分枝，粗糙，节间常较叶为短。叶对生，无柄，基部叶2～3对，甚小，鳞片状；中部及上部叶卵形、卵状披针形或狭披针形，长3～8厘米，宽0.4～4厘米，先端渐尖或急尖，基部连合抱于节上，叶缘及叶脉粗糙，主脉3条基出。花无梗，数朵成束，簇生于茎顶及上部叶腋；苞片披针形；花萼绿色，钟形，膜质，长约2.5厘米，先端5裂，裂片披针形至线形；花冠深蓝色至蓝色，钟形，长约5厘米，先端5裂，裂片卵形，先端锐尖，裂片间有5褶状三角形副冠片，全缘或偶有2齿；雄蕊5，着生于花冠管中部的下方；子房长圆形，1室，花柱短，柱头2裂。蒴果长圆形，有短柄，成熟时2瓣裂；种子细小，线形而扁，褐色，四周有翅。花期9～10月，果期10月。

生境分布　生长于山坡草丛、灌木丛及林缘。分布于黑龙江、吉林、辽宁、内蒙古、河北、山东、江苏、安徽、浙江、福建、江西、湖南、湖北、贵州、四川、广东、广西等地。

采收加工　春、秋两季均可采收，以秋季采收者质量为佳。采挖后除去茎叶，洗净，晒干。

性味归经　苦，寒。归肝、胆经。

功能主治　清热燥湿，泻肝胆火。用于湿热黄疸，小便淋痛，阴肿阴痒，湿热带下，湿疹瘙痒，肝火目赤，头胀头痛，耳鸣耳聋，胁痛口苦，惊风抽搐。

用量用法　3～6克，煎服；或入丸、散。外用研末捣敷。

使用注意　脾胃虚弱作泄及无湿热实火者忌用。

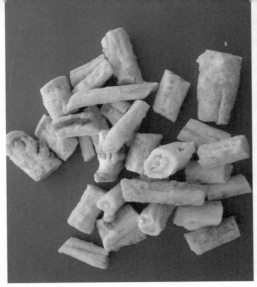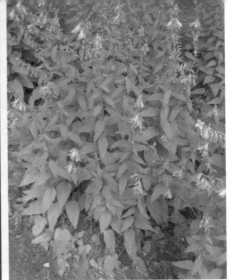

北沙参

【别名】莱阳参、银沙参、海沙参、辽沙参。

来　　源　本品为伞形科植物珊瑚菜 *Glehnia littoralis* Fr.Schmidt ex Miq.的干燥根。

形态特征　多年生草本，高5～35厘米。主根细长圆柱形。茎大部分埋在沙中，一部分露出地面。叶基出，互生；叶柄长，基部鞘状；叶片卵圆形，3出式分裂至2回羽状分裂，最后裂片圆卵形，先端圆或渐尖，基部截形，质厚。复伞形花序顶生，具粗毛；伞梗10～20，长1～2厘米；无总苞，小总苞由数个线状披针形的小苞片组成；花白色，每一小伞形花序有花15～20；花萼5齿裂，狭三角状披针形，疏生粗毛；花瓣5，卵状披针形；雄蕊5，与花瓣互生；子房下位，花柱基部扁圆锥形。果实近圆球形，具茸毛，果棱有翅。花期5～7月，果期6～8月。

生境分布　生长于海边沙滩，或为栽培。分布于山东、江苏、河北及辽宁等地，以山东莱阳胡城村产品最为著名。

采收加工　夏、秋两季采挖根部，除去地上部分及须根，洗去泥沙，稍晾，置沸水中烫后，除去外皮，晒干或烘干即得。

性味归经　甘、微苦，微寒。归肺、胃经。

功能主治　养阴清肺，益胃生津。用于肺热燥咳，干咳少痰，劳嗽痰血，胃阴不足，热病津伤，咽干口渴。

用量用法　干品5～12克，煎服；鲜品20～30克。

使用注意　本品性寒，风寒咳嗽、脾胃虚寒及寒饮喘咳者忌用。

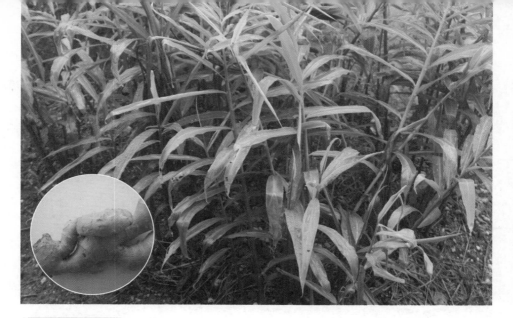

生姜

【别名】姜、姜皮、鲜姜、姜根、百辣云、炎凉小子。

来　　源　本品为姜科植物姜 *Zingiber officinale* Rosc. 的新鲜根茎。

形态特征　多年生宿根草本。根茎肉质，肥厚，扁平，有芳香和辛辣味。叶披针形至条状披针形，长15～30厘米，宽约2厘米，先端渐尖，基部渐狭，平滑无毛，有抱茎的叶鞘；无柄。花茎直立，被覆瓦状疏离的鳞片；穗状花序卵形至椭圆形，长约5厘米，宽约2.5厘米；苞片卵形，淡绿色；花稠密，长约2.5厘米，先端锐尖；萼短筒状；花冠3裂，裂片披针形，黄色，唇瓣较短，长圆状倒卵形，呈淡紫色，有黄白色斑点；雄蕊1，子房下位；花柱丝状，为淡紫色，柱头呈放射状。蒴果长圆形，长约2.5厘米。花期6～8月。

生境分布　生长于阳光充足、排水良好的沙质地。全国各地均有分布，其中以四川、广东、山东、陕西为主要产地。

采收加工　秋、冬两季采挖，除去茎叶及须根，洗净泥土。

性味归经　辛，微温。归肺、脾、胃经。

功能主治　解表散寒，温中止呕，化痰止咳，解鱼蟹毒。用于风寒感冒，胃寒呕吐，咳嗽痰多，鱼蟹中毒。

用量用法　3～10克，煎服，或捣汁服。外用适量，可捣敷、擦、熨患处。

使用注意　阴虚内热者忌用。

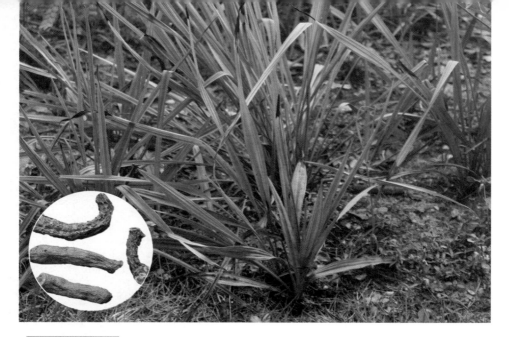

仙茅

【别名】天棕、山棕、茅爪子、蟠龙草、风苔草、冷饭草、婆罗门参、独脚仙茅。

来　　源　本品为石蒜科植物仙茅 *Curculigo orchioides* Gaertn. 的干燥根茎。

形态特征　多年生草本。根茎延长，长可达30厘米，圆柱状，肉质，外皮褐色；根粗壮，肉质；地上茎不明显。叶3～6片根出，狭披针形，长10～25厘米，先端渐尖，基部下延成柄，再向下扩大呈鞘状，绿白色，边缘膜质，叶脉明显，有中脉，两面疏生长柔毛，后渐光滑。花腋生，藏在叶鞘内，花杂性，上部为雄花，下部为两性花；苞片披针形，绿色，膜质，被长柔毛。花、果期4~9月。

生境分布　生长于平原荒草地阳处或混生在山坡茅草及芒箕骨丛中。分布于四川、云南、贵州；广东、广西、湖南、湖北也产。

采收加工　2～4月发芽前或7～9月苗枯萎时挖取根茎，洗净，除去须根和根头，晒干；或蒸后晒干。

性味归经　辛，热；有毒。归肾、肝、脾经。

功能主治　补肾阳，强筋骨，祛寒湿。用于阳痿精冷，筋骨痿软，腰膝冷痛，阳虚冷泻，小便失禁，崩漏。

用量用法　3～10克，煎服；浸酒或入丸、散。外用适量，捣敷。

使用注意　本品有毒，不宜久服；燥热性强，阴虚火旺者忌用。

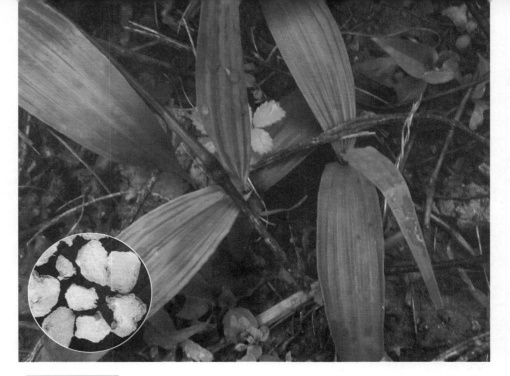

白及

【别名】甘根、白给、白根、白芨、冰球子、羊角七、白乌儿头。

来　　源　本品为兰科植物白及 *Bletilla striata*（Thunb.）Reichb. f. 的干燥块茎。

形态特征　多年生草本，高15～70厘米。根茎肥厚，常数个连生。叶3～5，宽披针形，长8～30厘米，宽1.5～4厘米，基部下延呈长鞘状。总状花序，花紫色或淡红色。蒴果圆柱形，具6纵肋。花期4～5月。

生境分布　生长于林下阴湿处或山坡草丛中。分布于四川、贵州、湖南、湖北、浙江等地。

采收加工　夏、秋两季采挖，除去残茎及须根，洗净，置沸水中煮至无白心，除去外皮，晒干。

性味归经　苦、甘、涩，微寒。归肺、肝、胃经。

功能主治　收敛止血，消肿生肌。用于劳嗽咳血，咯血，吐血，外伤出血，疮疡肿毒，皮肤皲裂。

用量用法　6～15克，煎服；或研末吞服，每次3～6克。外用适量。

使用注意　不宜与川乌、草乌、附子同用。

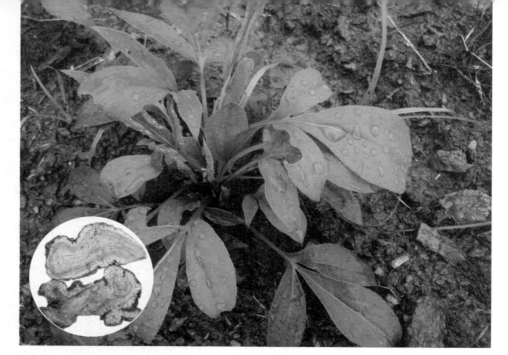

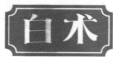

【别名】冬术、浙术、种术、白茱、山蓟、天蓟、山姜、乞力伽。

来　　源　本品为菊科植物白术 *Atractylodes macrocephala* Koidz. 的干燥根茎。

形态特征　多年生草本，高30～60厘米。根状茎肥厚，略呈拳状；茎直立，上部分枝。叶互生，叶片3，深裂或上部茎的叶片不分裂，裂片椭圆形，边缘有刺。头状花序顶生，总苞钟状，花冠紫红色。瘦果椭圆形，稍扁。花、果期8～10月。

生境分布　原生于山区丘陵地带，野生种在原产地几乎已绝迹，现广为栽培。分布于浙江、湖北、湖南等地。以浙江于潜产者最佳，称为"于术"。

采收加工　冬季下部叶枯黄、上部叶变脆时采挖2～3年生的根茎，除去泥沙，烘干或晒干，再除去须根。

性味归经　苦、甘，温。归脾、胃经。

功能主治　健脾益气，燥湿利水，止汗，安胎。用于脾虚食少，腹胀泄泻，痰饮眩晕，心悸不宁，水肿，自汗，胎动不安。

用量用法　6～12克，煎服。

使用注意　本品燥湿伤阴，阴虚内热、津液亏耗者忌用。

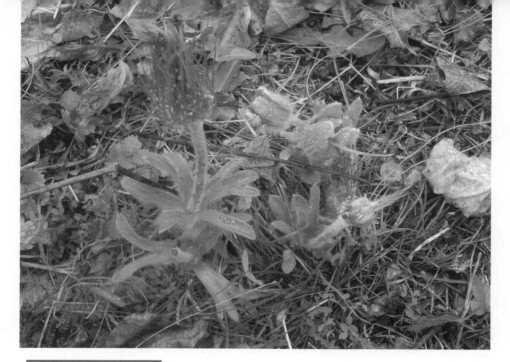

白头翁

【别名】翁草、白头公、野丈人、老翁花、犄角花、胡王使者。

来　　源　本品为毛茛科植物白头翁 *Pulsatilla chinensis* (Bge.) Regel. 的干燥根。

形态特征　多年生草本，高达50厘米，全株密被白色长柔毛。主根粗壮，圆锥形。叶基生，具长柄，叶3全裂，中央裂片具短柄，3深裂，侧生裂片较小，不等3裂，叶上面疏被伏毛，下面密被伏毛。花茎1～2厘米，高10厘米以上，总苞由3小苞片组成，苞片掌状深裂；花单一，顶生，花被6，紫色，2轮，外密被长绵毛。雄蕊多数；雌蕊多数，离生心皮，花柱丝状，果期延长，密被白色长毛。瘦果多数，密集成头状，宿存花柱羽毛状。花期3～5月，果期5～6月。

生境分布　生长于平原或低山山坡草地、林缘或干旱多岩石的坡地。分布于我国北方各省。

采收加工　春、秋两季采挖，除去泥沙、花茎和须根，保留根头白茸毛，晒干，生用。

性味归经　苦，寒。归胃、大肠经。

功能主治　清热解毒，凉血止痢。用于热毒血痢，鼻衄，血痔，阴痒带下，痈疮。

用量用法　9～15克，煎服。

使用注意　虚寒泻痢者忌服。

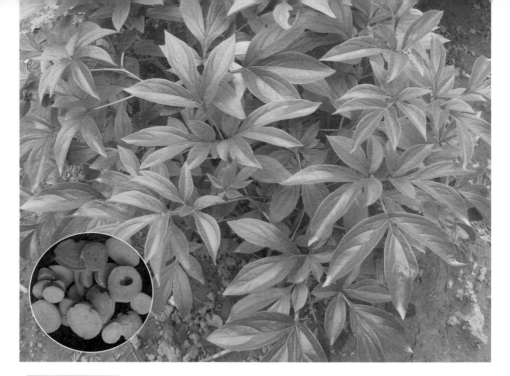

白芍

【别名】杭芍、生白芍、大白芍、金芍药。

来　　源　本品为毛茛科植物芍药 *Paeonia lactiflora* Pall. 的干燥根。

形态特征　多年生草本植物，根肥大。叶互生，下部叶为2回3出复叶，小叶片长卵圆形至披针形，先端渐尖，基部楔形，叶缘具骨质小齿，上部叶为3出复叶。花大，花瓣白色、粉红色或红色。蓇葖果。花期5～6月，果期8月。

生境分布　生长于山坡、山谷的灌木丛或草丛中。分布于浙江、安徽、四川、山东等地，河南、湖南、陕西等地也有栽培。

采收加工　夏、秋两季采挖，洗净，除去头尾及细根，置沸水中煮后除去外皮，或去皮后再煮，晒干。

性味归经　苦、酸，微寒。归肝、脾经。

功能主治　养血调经，敛阴止汗，柔肝止痛，平抑肝阳。用于血虚萎黄，月经不调，自汗盗汗，胸胁疼痛，泻痢腹痛，四肢挛痛，头痛眩晕，崩漏，带下。

用量用法　6～15克，大剂量可用至30克，煎服。

使用注意　不宜与藜芦同用。

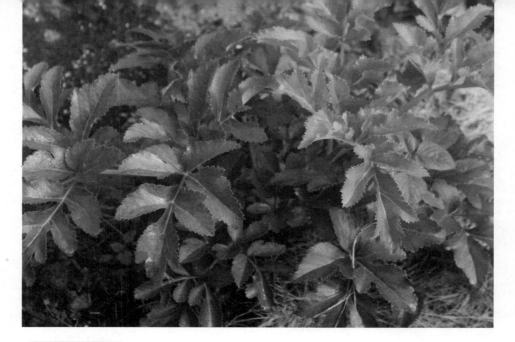

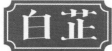

【别名】香棒、白臣、番白芷、杭白芷、川白芷、兴安白芷、库页白芷。

来　　源　本品为伞形科植物白芷 *Angelica. dahurica* (Fisch.ex Hoffm) Benth. et Hook. f. 或杭白芷 *Angelica dahurica* (Fisch. ex Hoffm.) Benth. et Hook. f. var. *formosana* (Boiss.) Shan et Yuan 的干燥根。

形态特征　多年生草本，高1～2米。根圆锥形。茎粗壮中空。基生叶有长柄，基部叶鞘紫色，叶片2～3回3出式羽状全裂，最终裂片长圆形或披针形，边缘有粗锯齿，基部沿叶轴下延呈翅状；茎上部叶有显著膨大的囊状鞘。复伞形花序顶生或腋生，总苞片通常无，长卵形，膨大呈鞘状；花白色，双悬果椭圆形，无毛或极少毛。分果侧棱呈翅状，棱槽中有油管1，合生面有2。花期6～7月，果期7～9月。

生境分布　生长于山地林缘。分布于四川、浙江、河南、河北、安徽等地。

采收加工　夏、秋两季叶黄时采集，去除残茎、须根、泥土，晒干或烘干。

性味归经　辛，温。归胃、大肠、肺经。

功能主治　解表散寒，祛风止痛，宣通鼻窍，燥湿止带，消肿排脓。用于感冒头痛，眉棱骨痛，鼻塞流涕，鼻衄鼻渊，牙痛，寒湿腹痛，赤白带下，疮疡肿痛，皮肤燥痒。

用量用法　3～10克，煎服。外用适量。

使用注意　阴虚血热者慎用。

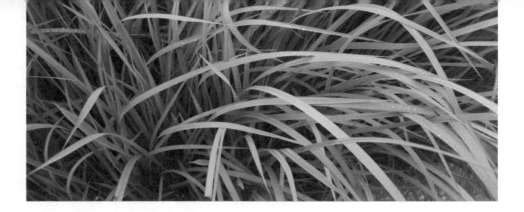

白茅根

【别名】茅根、兰根、茹根、地筋、白茅菅、白花茅根。

来　　源　本品为禾本科植物白茅 *Imperata cylindrica* Beauv. var. *major* (Nees) C. E. Hubb. 的干燥根茎。

形态特征　多年生草本。根茎密生鳞片。秆丛生，直立，高30～90厘米，具2～3节，节上有长4～10毫米的柔毛。叶多丛集基部；叶鞘无毛，或上部及边缘和鞘口具纤毛，老时基部或破碎呈纤维状；叶舌干膜质，钝头，长约1毫米；叶片线形或线状披针形，先端渐尖，基部渐狭，根生叶长，几与植株相等，茎生叶较短。圆锥花序柱状，长5～20厘米，宽1.5～3厘米，分枝短缩密集；小穗披针形或长圆形，长3～4毫米，基部密生长10～15毫米之丝状柔毛，具长短不等的小穗柄；两颖相等或第一颖稍短，除背面下部略呈革质外，余均膜质，边缘具纤毛，背面疏生丝状柔毛，第一颖较狭，具3～4脉，第二颖较宽，具4～6脉；第一外稃卵状长圆形，长约1.5毫米，先端钝，内稃缺如；第二外稃披针形，长约1.2毫米，先端尖，两侧略呈细齿状；内稃长约1.2毫米，宽约1.5毫米，先端截平，具尖钝、不同数齿；雄蕊2，花药黄色，长约3毫米；柱头2，深紫色。颖果。花、果期4～6月。

生境分布　生长于低山带沙质草甸、平原河岸草地、荒漠与海滨。全国大部分地区均有分布。

采收加工　春、秋两季采挖，洗净，晒干，除去须根及膜质叶鞘，捆成小把。

性味归经　甘，寒。归肺、胃、膀胱经。

功能主治　凉血止血，清热利尿。用于血热吐血，衄血，尿血，热病烦渴，肺热喘急，湿热黄疸，胃热呃逆，水肿尿少，热淋涩痛。

用量用法　干品9～30克，煎服；鲜品加倍。以鲜品为佳，可捣汁服。

使用注意　脾胃虚寒、溲多不渴者忌用。

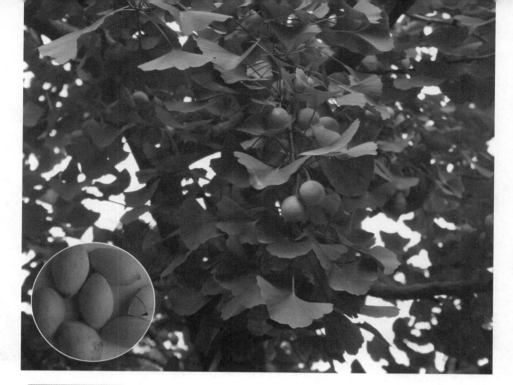

白果

【别名】灵眼、银杏核、公孙树子、鸭脚树子。

来　源　本品为银杏科植物银杏 *Ginkgo biloba* L. 的干燥成熟种子。

形态特征　落叶乔木，高至数丈。叶扁圆，鸭脚形，叶脉平行，至秋则变黄色而脱落。果如杏桃状，生时青色，熟呈淡黄色，核有2棱或3棱，中有绿白色仁肉，霜降后采集。花期4～5月，果期9～10月。

生境分布　生长于海拔500～1000米的酸性土壤及排水良好地带的天然林中。全国各地均有栽培，分布于广西、四川、河南、山东等地。以广西产者品质最优。

采收加工　秋季种子成熟时采收，除去肉质外种皮，洗净，稍蒸或略煮后烘干。

性味归经　甘、苦、涩，平；有毒。归肺、肾经。

功能主治　敛肺定喘，止带缩尿。用于痰多喘咳，带下，白浊，尿频遗尿。

用量用法　5～10克，捣碎煎服，或入丸、散。入煎剂可生用，制散剂或嚼食宜煨熟用。

使用注意　生食有毒。

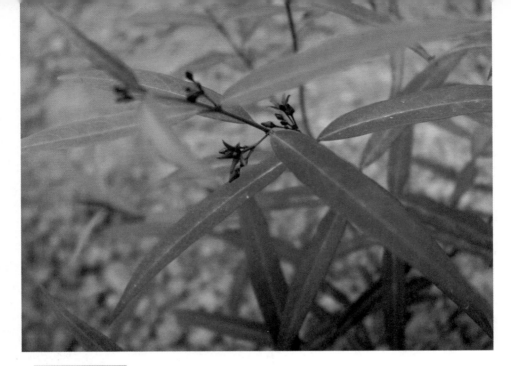

白前

【别名】石蓝、嗽药、水杨柳、草白前、鹅白前、白马虎。

来　　源　本品为萝藦科植物柳叶白前 *Cynanchum stauntonii* (Decne.) Schltr. ex Lévl. 或芫花叶白前 *Cynanchum glaucescens* (Decne.) Hand—Mazz. 的干燥根茎及根。

形态特征　多年生草本，高30～60厘米。根茎匍匐；茎直立，单一，下部木质化。单叶对生，具短柄；叶片披针形至线状披针形，先端渐尖，基部渐狭，边缘反卷，下部的叶较短而宽，顶端的叶渐短而狭。聚伞花序腋生，总花梗长8～15毫米，中部以上着生多数小苞片，花萼绿色，裂片卵状披针形。蓇葖果角状，长约7厘米。种子多数，顶端具白色细茸毛。花期6月，果期10月。

生境分布　生长于山谷中阴湿处、江边沙碛之上或溪滩。分布于浙江、安徽、江苏等地。湖北、福建、江西、湖南、贵州也产。

采收加工　秋季采挖，洗净泥土，去除残茎杂质，晒干。

性味归经　辛、苦，微温。归肺经。

功能主治　降气，消痰，止咳。用于肺气壅实，咳嗽痰多，胸满喘急。

用量用法　3～10克，煎服。

使用注意　咳喘属气虚不归元者，不宜用。

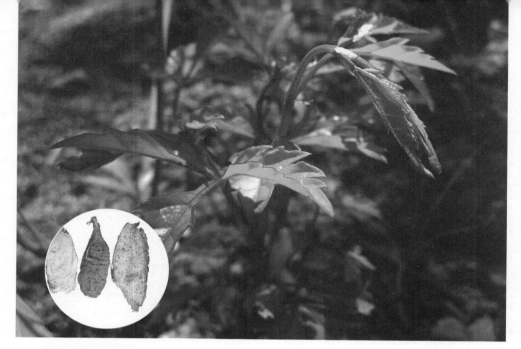

白蔹

【别名】兔核、昆仑、白根、猫儿卵、见肿消、鹅抱蛋、穿山老鼠。

来　　源　本品为葡萄科植物白蔹 Ampelopsis japonica (Thunb.) Makino 的干燥块根。

形态特征　木质藤本。茎多分枝，带淡紫色，散生点状皮孔，卷须与叶对生。掌状复叶互生，一部分羽状分裂，一部分羽状缺刻，边缘疏生粗锯齿，叶轴有宽翅，裂片基部有关节，两面无毛。聚伞花序与叶对生，花序梗细长而缠绕，花淡黄色，花盘杯状，边缘稍分裂。浆果球形或肾形，熟时蓝色或白色，有针孔状凹点。花期5～6月，果期7～9月。

生境分布　生长于荒山的灌木丛中。分布于东北、华北、华东及河北、陕西、河南、湖北、四川等地。

采收加工　春、秋两季采挖，除去泥沙及细根，切成纵瓣或斜片，晒干。

性味归经　苦，微寒。归心、胃经。

功能主治　清热解毒，消痈散结，敛疮生肌。用于痈疽发背，疔疮，瘰疬，烧烫伤，湿疮，肠风，跌打损伤，外伤出血。

用量用法　5～10克，煎服。外用适量，煎汤洗或研成极细粉敷患处。

使用注意　胃气弱者、痈疽已溃者不宜用。脾胃虚寒及无实火者忌用。

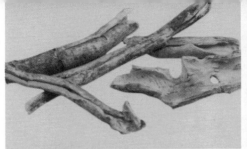
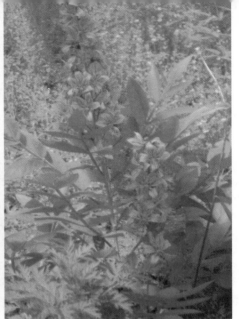
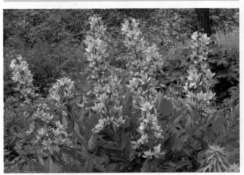

白鲜皮

【别名】藓皮、臭根皮、北鲜皮、白膻皮。

来　　源　本品为芸香科植物白鲜 *Dictamnus dasycarpus* Turcz. 的干燥根皮。

形态特征　多年生草本，基部木本，高可达1米，全株有强烈香气；根肉质，黄白色，多分枝；茎幼嫩部分密被白色长毛及凸起的腺点。单数羽状复叶互生，小叶9～13，卵形至卵状披针形，边缘有锯齿，沿脉被柔毛，密布腺点（油室），叶柄及叶轴两侧有狭翅。总状花序顶生，花梗具条形苞片1，花白色，有淡红色条纹，萼片5，花瓣5，雄蕊10。蒴果5裂，密被棕黑色腺点及白色柔毛。花期5月，果期8～9月。

生境分布　生长于土坡、灌木丛中、森林下及山坡阳坡。分布于辽宁、河北、四川、江苏等地。

采收加工　春、秋两季采挖根部，去须根和外部糙皮，纵向剖开，抽去木心，切片，晒干用。

性味归经　苦，寒。归脾、胃、膀胱经。

功能主治　清热燥湿，祛风解毒。用于湿热疮毒，黄水淋漓，湿疹，风疹，疥癣疮癞，风湿热痹，关节肿痛，黄疸尿赤。

用量用法　5～10克，煎服。外用适量，煎汤洗或研粉敷。

使用注意　虚寒者慎用。

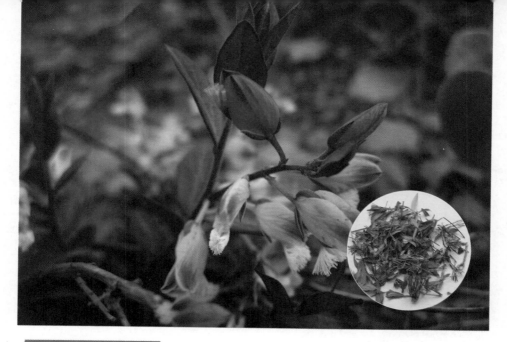

瓜子金

【别名】辰砂草、金锁匙、瓜子草、挂米草、金牛草、竹叶地丁。

来　　源　本品为远志科植物瓜子金 *Polygala japonica* Houtt. 的干燥全草。

形态特征　多年生草本，高10～30厘米。根圆柱形，表面褐色，有纵横皱纹和结节，支根细。茎丛生，微被灰褐色细毛。叶互生，卵状披针形，长1～2厘米，宽0.5～1厘米，侧脉明显，有细柔毛。总状花序腋生，花紫色；萼片5，不等大，内面2片较大，花瓣状；花瓣3，基部与雄蕊鞘相连，中间1片较大，龙骨状，背面先端有流苏状附属物；雄蕊8，花丝几全部连合呈鞘状；子房上位，柱头2裂，不等长。蒴果广卵形，顶端凹，边缘有宽翅，具宿萼。种子卵形，密被柔毛。花期4～5月，果期5～7月。

生境分布　生长于山坡草丛中，路边。分布于安徽、浙江、江苏。

采收加工　春、夏、秋三季采挖，除去泥沙，晒干。

性味归经　辛、苦，平。归肺经。

功能主治　祛痰止咳，活血消肿，解毒止痛。用于咳嗽痰多，咽喉肿痛，喉痹；外治跌打损伤，疔疮疖肿，痈疽，蛇虫咬伤。

用量用法　15～30克，煎服；亦可捣汁或研末服。外用捣敷。

使用注意　脾胃虚寒者慎用。

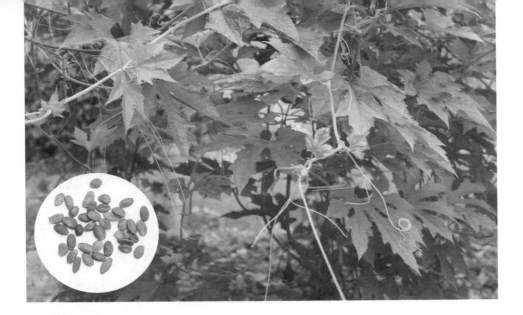

瓜蒌

【别名】栝楼、天撤、山金匏、药瓜皮。

来　　源　本品为葫芦科植物栝楼 *Trichosanthes kirilowii* Maxim. 或双边栝楼 *Trichosanthes rosthornii* Harms. 的干燥成熟果实。

形态特征　多年生草质藤本。茎有棱线，卷须2～3歧。叶互生，叶片宽卵状心形，长宽相近，5～14厘米，3～5浅裂至深裂，边缘常再分裂，小裂片较圆，两面稍被毛。雄花生于上端1/3处，3～8朵成总状花序，有时单生，萼片线形，花冠白色，裂片扇状倒三角形，先端流苏长1.5～2厘米；雌花单生，花梗长约6厘米。果实椭圆形至球形，长7～11厘米，果瓤橙黄色；种子扁椭圆形。花、果期7～11月。

生境分布　生长于山坡、草丛、林缘半阴处。全国各地均产，栽培或野生。分布于山东、河北、河南、安徽、浙江等地，以山东产者质量最优。

采收加工　9～10月间果实成熟，外皮转红变厚、内部糖汁渐稠时采收。连果柄一齐剪下，悬挂阴凉通风处阴干。

性味归经　甘、微苦，寒。归肺、胃、大肠经。

功能主治　清热涤痰，宽胸散结，润燥滑肠。用于肺热咳嗽，痰浊黄稠，胸痹心痛，结胸痞满，乳痈，肺痈，肠痈，热结便秘。

用量用法　9～15克，煎服。

使用注意　脾胃虚寒、大便不实，有寒痰、湿痰者不宜服用。

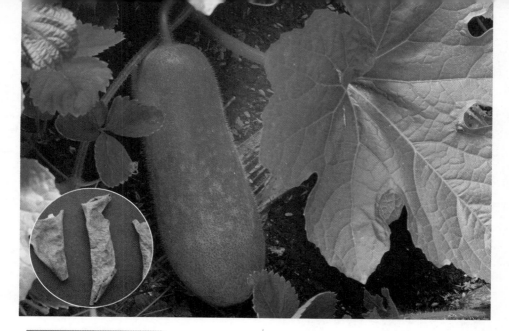

冬瓜皮

【别名】白瓜皮、白东瓜皮。

来　　源　本品为葫芦科植物冬瓜 *Benincasa hispida* (Thunb.) Cogn. 的干燥外层果皮。

形态特征　一年生攀缘草本；多分枝，枝蔓粗壮，全体有白色刚毛；卷须2～3叉。叶片心状卵形，长、宽均10～25厘米，通常5～7浅裂，裂片三角形或卵形，先端短尖，边缘有波状齿或钝齿。雌雄花均单生叶腋，黄色；花萼裂片三角状卵形，绿色，边缘有锯齿状或波状裂，叶状，反折。果实长椭圆形，长25～60厘米，直径20～30厘米，幼时绿色，表面密被针状毛，成熟后有白色蜡质粉，果肉肥厚纯白；种子卵形，白色或黄白色，扁平有窄缘。花期6～9月，果期7～10月。

生境分布　全国大部分地区有产。均为栽培。

采收加工　夏末至冬初果实成熟时采收，食用冬瓜时收集削下的外层果皮，晒干。

性味归经　甘，凉。归脾、小肠经。

功能主治　利尿消肿。用于水肿胀满，小便不利，暑热口渴，小便短赤，泄泻，疮肿。

用量用法　9～30克，煎服。

使用注意　因营养不良而致虚肿者慎服。

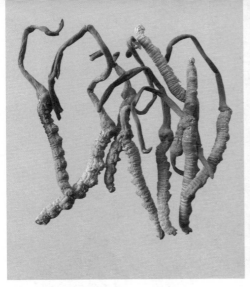
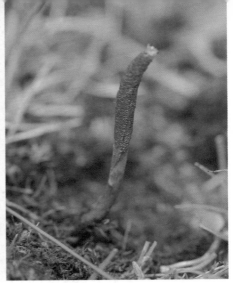

冬虫夏草

【别名】虫草、冬虫草。

来　　源　本品为麦角菌科真菌冬虫夏草菌 *Cordyceps sinensis* (BerK.) Sacc. 寄生在蝙蝠蛾科昆虫幼虫上的子座及幼虫尸体的干燥复合体。

形态特征　冬虫夏草子囊菌之子座出自寄主幼虫的头部，单生，细长如棒球棍状，长4～11厘米。上部为子座头部，稍膨大，呈圆柱形，褐色，密生多数子囊壳。子囊壳大部分陷入子座中，先端突出于子座之外，卵形或椭圆形；每一子囊壳内有多数细长的子囊，每一子囊内有8个具有隔膜的子囊孢子，一般只有2个成活，线形。寄主为鳞翅目、鞘翅目等昆虫的幼虫，冬季菌丝侵入蛰居于土中的幼虫体内，使虫体充满菌丝而死亡。夏季长出子座。

生境分布　生长于海拔3000～4500米的高山草甸。分布于四川、青海、西藏等地。云南、甘肃、贵州也有分布。

采收加工　夏初子座出土、孢子未发散时挖取，晒至六七成干，除去似纤维状的附着物及杂质，晒干或低温干燥。

性味归经　甘，平。归肺、肾经。

功能主治　补肾益肺，止血化痰。用于肾虚精亏，阳痿遗精，头昏耳鸣，腰膝酸痛，久咳虚喘，劳嗽咯血，体虚自汗。

用量用法　3～9克，煎汤；或入丸剂。

使用注意　有表邪者慎用。

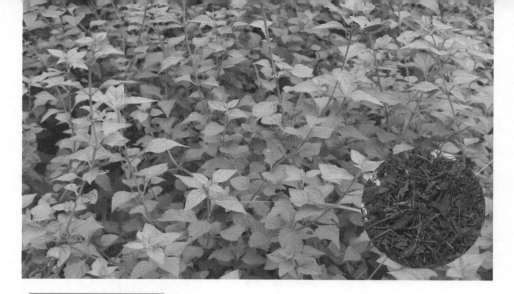

冬凌草

【别名】冰凌花、冰凌草、六月令、彩花草、山香草、雪花草。

来　　源　本品为唇形科植物碎米桠 *Rabdosia rubescens* (Hemsl.) Hara 的全株。

形态特征　多年生草本植物或亚灌木，茎直立，高30～100厘米，最高可达150厘米，地上茎部分木质化，中空，基部浅褐色，上部浅绿色至浅紫色；无毛，纵向剥落，茎上部表面红紫色，有柔毛；质硬脆，断面淡黄色。叶对生，有柄，叶片皱缩，展平后呈卵形或菱状卵圆形，长2～6厘米，宽1.5～3厘米，先端锐尖或渐尖，基部楔形，骤然下延成假翅，边缘具粗锯齿，齿尖具胼胝体，上表面为棕绿色，有腺点，疏被柔毛，下表面淡绿色。聚伞花序3～5花；花冠淡蓝色或淡紫红色，二唇形，上唇外反，先端具4圆裂，下唇全缘，通常较上唇长，常呈舟状，花冠基部上方常呈浅囊状；雄蕊4，二强，伸出花冠外；花柱先端相等2浅裂，花盘杯状。小坚果倒卵状三棱形，褐色无毛。花期8～10月，果期9～11月。

生境分布　生长于山坡、灌木丛、林地及路边向阳处。分布于河北、山西、陕西、甘肃、安徽、浙江、江西、河南、湖北、湖南、广西、四川、贵州。

采收加工　秋季采收，洗净，晒干。

性味归经　苦、甘，微寒。归肺、胃、肝经。

功能主治　清热解毒，活血止痛。用于咽喉肿痛，癥瘕腹痛，蛇虫咬伤。

用量用法　30～60克，煎服；或泡酒。

使用注意　无。

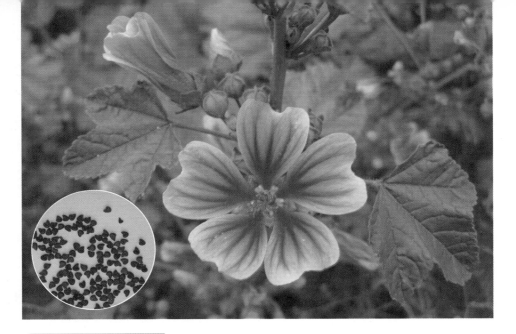

冬葵果

【别名】葵子、葵菜子、冬葵子。

来　　源　本品系蒙古族习用药材。为锦葵科植物冬葵 *Malva verticillata* L. 的干燥成熟果实。

形态特征　一年生草本，不分枝。茎被柔毛。叶柄细瘦，被疏柔毛；叶片圆形，5～7裂，直径5～8厘米，基部心形，边缘具细锯齿，有长柄。花白色。果扁球形，直径约8毫米，分果10～11，网状，具细柔毛；种子直径约1毫米，暗黑色。花期6～9月。

生境分布　生长于平原、山野、路旁等阴湿处。我国西南及河北、甘肃、江西、湖北、湖南等地有种植。

采收加工　夏、秋两季果实成熟时采收，除去杂质，阴干。

性味归经　甘、涩，凉。归肝、肺经。

功能主治　清热利尿，消肿。用于尿闭，水肿，口渴，尿路感染。

用量用法　3～9克，煎服。

使用注意　无。

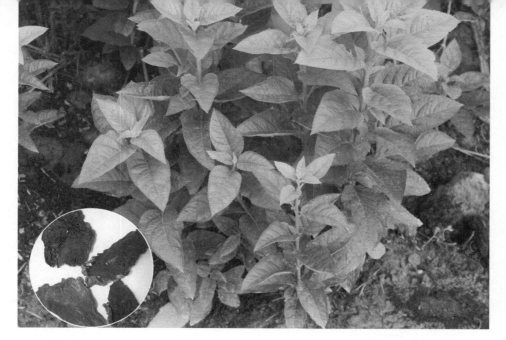

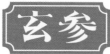

【别名】元参、黑参、鹿肠、玄台、逐马、浙玄参、乌元参、野脂麻。

来　　源　本品为玄参科植物玄参 *Scrophularia ningpoensis* Hemsl. 的干燥根。

形态特征　多年生草本，根肥大。茎直立，四棱形，光滑或有腺状毛。茎下部叶对生，近茎顶互生，叶片卵形或卵状长圆形，边缘有细锯齿，下面疏生细毛。聚伞花序顶生，开展，呈圆锥状，花冠暗紫色，5裂，上面2裂片较长而大，侧面2裂片次之，最下1片裂片最小。蒴果卵圆形，萼宿存。花期6～10月，果期9～11月。

生境分布　生长于溪边、山坡林下及草丛中。分布于我国长江流域及陕西、福建等地，野生、家种均有。

采收加工　冬季茎叶枯萎时采挖，除去根茎、幼芽、须根及泥沙，晒或烘至半干，堆放3～6日，反复数次至干燥。

性味归经　甘、苦、咸，微寒。归肺、胃、肾经。

功能主治　清热凉血，滋阴降火，解毒散结。用于温邪入营，内陷心包，温毒发斑，热病伤阴，舌绛烦渴，津伤便秘，骨蒸劳嗽，目赤，咽痛，白喉，瘰疬，痈肿疮毒。

用量用法　9～15克，煎服。

使用注意　不宜与藜芦同用。

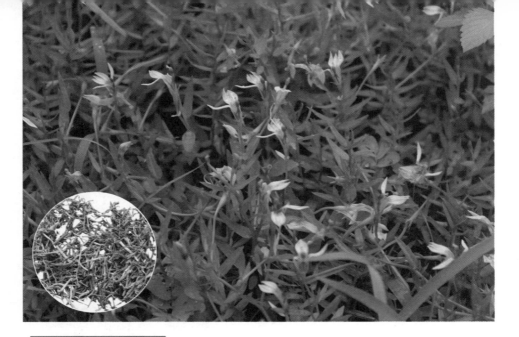

半边莲

【别名】瓜仁草、急解索、长虫草、半边花、细米草、蛇舌草。

来　　源　本品为桔梗科植物半边莲 *Lobelia chinensis* Lour. 的干燥全草。

形态特征　多年生小草本，高约10厘米，有乳汁。茎纤细，稍具2条纵棱，近基部匍匐，节着地生根。叶互生，狭披针形至线形，长0.7～2厘米，宽3～7毫米，全缘或疏生细齿；具短柄或近无柄。花单生叶腋，花梗长2～3厘米；花萼筒喇叭形，先端5裂；花冠淡红色或淡紫色，先端5裂，裂片披针形，长8～10毫米，均偏向一侧；雄蕊5，聚药，花丝基部分离；子房下位，2室。蒴果倒圆锥形。种子多数，细小，椭圆形，褐色。花期5～8月，果期8～10月。

生境分布　生长于阳光或局部阴凉环境和肥沃、潮湿、多有机质、排水良好的土壤里。分布于安徽、江苏及浙江等地。

采收加工　夏季采收，除去泥沙，洗净，晒干或用鲜品。

性味归经　辛，平。归心、小肠、肺经。

功能主治　清热解毒，利尿消肿。用于痈肿疔疮，毒蛇咬伤，腹胀水肿，湿热黄疸，湿疹湿疮，足癣。

用量用法　干品9～15克，鲜品30～60克，煎服。外用适量。

使用注意　虚证水肿者忌用。

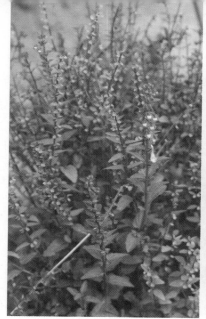
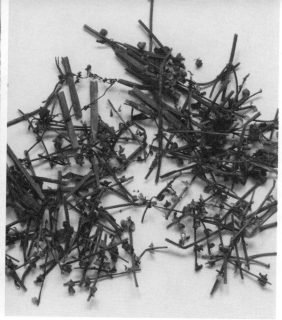

半枝莲

【别名】半向花、半面花、偏头草、挖耳草、通经草、狭叶韩信草。

来　　源　本品为唇形科植物半枝莲 *Scutellaria barbata* D. Don 的干燥全草。

形态特征　多年生草本花卉，株高30～40厘米。茎下部匍匐生根，上部直立；茎方形，绿色。叶对生，叶片三角状卵形或卵圆形，边缘有波状钝齿，下部叶片较大；叶柄极短。花小，2朵对生，排列成偏侧的总状花序，顶生；花梗被黏性短毛；苞片叶状，向上渐变小，被毛；花萼钟状，外面有短柔毛，二唇形，上唇具盾片；花冠唇形，蓝紫色，外面密被柔毛；雄蕊4，二强；子房4裂，柱头完全着生在子房底部，顶端2裂。小坚果卵圆形，棕褐色。花期5～6月，果期6～8月。

生境分布　多生长于沟旁、田边及路旁潮湿处。分布于江苏、江西、福建、广东、广西等地。

采收加工　夏、秋两季开花时采集，去根和泥土，洗净，晒干或鲜用。

性味归经　辛、苦，寒。归肺、肝、肾经。

功能主治　清热解毒，化瘀利尿。用于疔疮肿毒，咽喉肿痛，毒蛇咬伤，跌扑伤痛，水肿，黄疸。

用量用法　干品15～30克，鲜品30～60克，煎服。外用适量，鲜品捣烂敷患处。

使用注意　孕妇和血虚者慎用。

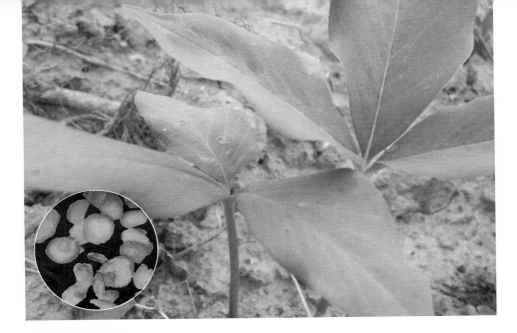

半夏

【别名】地文、示姑、水玉、守田、地茨菇、老黄嘴、野芋头。

来　源　本品为天南星科植物半夏 *Pinellia ternata* (Thunb.) Breit. 的干燥块茎。

形态特征　多年生小草本，高15～30厘米。块茎近球形。叶基生，1年生的叶为单叶，卵状心形；2～3年后，叶为3小叶的复叶，小叶椭圆形至披针形，中间小叶较大，全缘，两面光滑无毛；叶柄长10～20厘米，下部有1株芽。花单性同株，肉穗花序，花序下部为雌花，贴生于佛焰苞，中部不育，上部为雄花，花序中轴先端附属物延伸呈鼠尾状，伸出在佛焰苞外。浆果卵状椭圆形，绿色，成熟时红色。花期5～7月，果期8月。

生境分布　生长于山坡、溪边阴湿的草丛中或林下。我国大部分地区均有。分布于四川、湖北、江苏、安徽等地。以四川、浙江产者量大质优。

采收加工　夏、秋两季采挖，洗净，除去外皮及须根，晒干。

性味归经　辛、温；有毒。归脾、胃、肺经。

功能主治　燥湿化痰，降逆止呕，消痞散结。用于湿痰寒痰，咳喘痰多，痰饮眩晕，心悸不宁，痰厥头痛，呕吐反胃，胸脘痞闷，梅核气；外治痈肿肿核。

用量用法　一般炮制后使用，3～9克，煎服。外用适量，鲜品磨汁涂或研末，以酒调敷患处。

使用注意　一切血证及阴虚燥咳、津伤口渴者忌用。

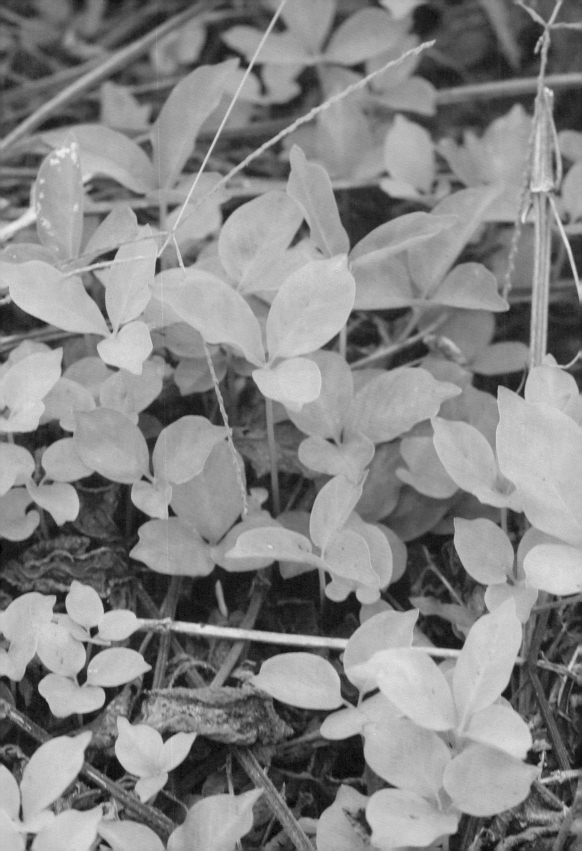

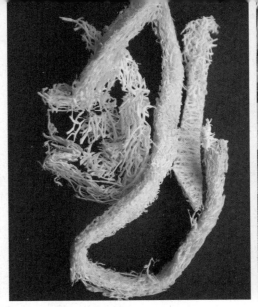
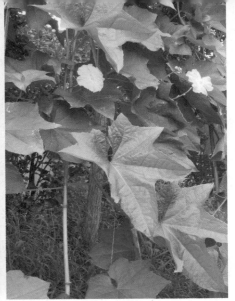

丝瓜络

【别名】瓜络、丝瓜筋、丝瓜布、天萝筋、丝瓜网、丝瓜壳、絮瓜瓢、丝瓜瓢。

来　　源　本品为葫芦科植物丝瓜 *Luffa cylindrica* (L.) Roem. 的干燥成熟果实中的维管束。

形态特征　一年生攀缘草本。茎有5棱，光滑或棱上有粗毛；卷须通常3裂。叶片掌状5裂，裂片三角形或披针形，先端渐尖，边缘有锯齿，两面均光滑无毛。雄花的总状花序有梗，长10～15厘米，花瓣分离，黄色或淡黄色，倒卵形，长约4厘米；雌花的花梗长2～10厘米。果实长圆柱形，长20～50厘米，直或稍弯，下垂，无棱角，表面绿色，成熟时黄绿色至褐色，果肉内有强韧的纤维如网状；种子椭圆形，扁平，黑色，边缘有膜质狭翅。花、果期8～10月。

生境分布　我国各地均有栽培。

采收加工　夏、秋两季果实成熟、果皮变黄、内部干枯时采摘，除去外皮及果肉，洗净，晒干，除去种子。

性味归经　甘，平。归肺、胃、肝经。

功能主治　祛风通络，活血下乳。用于关节痹痛，肢体拘挛，胸胁胀痛，乳汁不通，乳痈肿痛。

用量用法　5～12克，煎服。

使用注意　寒嗽、寒痰者慎用。

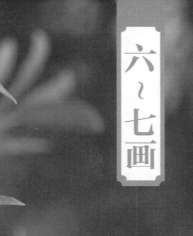

图一 枸杞

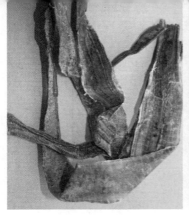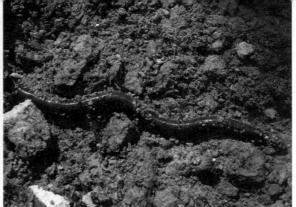

地龙

【别名】曲蟮、抽串、坚蚕、引无、却行、黄犬。

来　　源　本品为钜蚓科动物参环毛蚓 *Pheretimaas pergilum* (E Perrier)、通俗环毛蚓 *Pheretima vulgaris* Chen.、威廉环毛蚓 *Pheretima guillelm* (Michaelisen) 或栉盲环毛蚓 *Pheretima pectinifera* Michaelsen 的干燥体。前一种习称"广地龙"，后三种习称"沪地龙"。

形态特征　参环毛蚓体较大，长110～380毫米，宽5～12毫米。体背部灰紫色，腹面稍淡。前端较尖，后端较圆，长圆柱形。头部退化，喙在体前端。全体由100多个体节组成。每节有1环刚毛，刚毛圈稍白。第14～16节结构特殊，形成环带，无刚毛。雌性生殖孔1个，位于第14节腹面正中，雄性生殖孔1对，位于第18节腹面两侧，受精囊孔3对，位于6～7、7～8、8～9节间。

生境分布　广地龙生长于潮湿、疏松之泥土中，行运迟缓，分布于广东、广西、福建等地；沪地龙生活于潮湿多有机物处，分布于上海一带。

采收加工　广地龙春季至秋季捕捉、沪地龙夏季捕捉，捕得后及时剖开腹部，除去内脏及泥沙，洗净，晒干或低温干燥。

性味归经　咸，寒。归肝、脾、膀胱经。

功能主治　清热定惊，通络，平喘，利尿。用于高热神昏，惊厥抽搐，癫痫，关节痹痛，肢体麻木，半身不遂，肺热喘咳，水肿尿少。

用量用法　干品5～10克，鲜品10～20克，煎服；研末吞服，每次1～2克。外用适量。

使用注意　脾胃素虚及血虚无瘀或出血者慎服。地龙有毒，有溶血作用，内服过量可产生毒副反应。

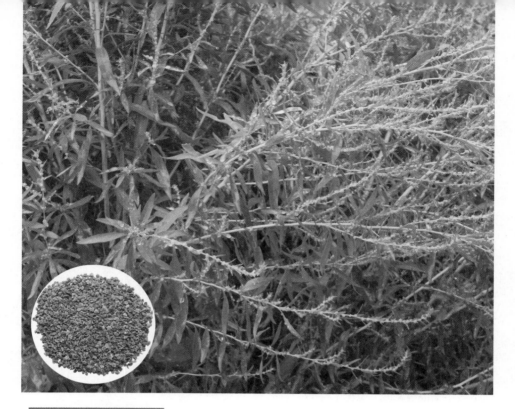

地肤子

【别名】扫帚子、扫帚菜子。

来　　源	本品为藜科植物地肤 *Kochia scoparia* (L.) Schrad. 的干燥成熟果实。
形态特征	一年生草本。茎直立，秋后常变为红色。叶互生，线形或披针形，无毛或被短柔毛，全缘，边缘常具少数白色长毛。花两性或雌性，单生或2朵生于叶腋，集成稀疏的穗状花序。种子横生，扁平。花期6～9月，果期7～10月。
生境分布	生长于山野荒地、田野、路旁，栽培于庭园。全国大部分地区均产。
采收加工	秋季果实成熟时割取全草，晒干，打下果实，除去杂质。
性味归经	辛、苦，寒。归肾、膀胱经。
功能主治	清热利湿，祛风止痒。用于小便淋漓涩痛，阴痒，带下，风疹，湿疹，皮肤瘙痒。
用量用法	9～15克，煎服。外用适量。
使用注意	不宜与螵蛸同用。

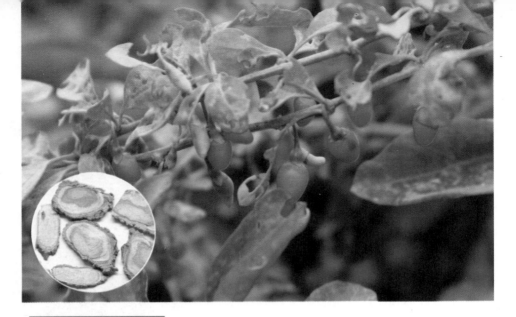

地骨皮

【别名】杞根、地辅、地骨、地节、枸杞根、枸杞根皮。

来　　源　本品为茄科植物枸杞 *Lycium chinense* Mill. 或宁夏枸杞 *Lycium barbarum* L. 的干燥根皮。

形态特征　枸杞为灌木，高1～2米；枝细长，常弯曲下垂，有棘刺。叶互生或簇生于短枝上，叶片长卵形或卵状披针形，长2～5厘米，宽0.5～1.7厘米，全缘，叶柄长2～10毫米。花1～4朵簇生于叶腋，花梗细；花萼钟状，3～5裂；花冠漏斗状，淡紫色，5裂，裂片与筒部几等长，裂片有缘毛；雄蕊5，子房2室。浆果卵形或椭圆状卵形，长0.5～1.5厘米，红色，内有多数种子，肾形，黄色。花、果期6～11月。

生境分布　生长于田野或山坡向阳干燥处；有栽培。分布于河北、河南、陕西、四川、江苏、浙江等地。

采收加工　春初或秋后采挖根部，剥取根皮，晒干切段。

性味归经　甘，寒。归肺、肝、肾经。

功能主治　凉血除蒸，清肺降火。用于阴虚潮热，骨蒸盗汗，肺热咳嗽，痰中带血，咯血，衄血，内热消渴。

用量用法　9～15克，煎服。

使用注意　外感风寒发热及脾虚便溏者不宜用。

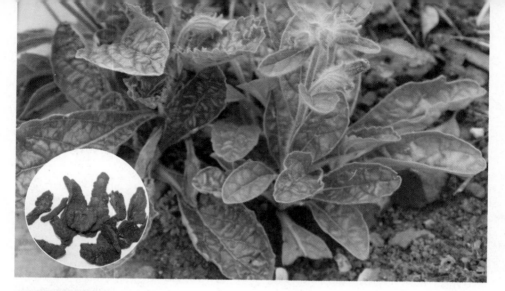

地黄

【别名】生地黄、鲜生地、山菸根。

来　　源　本品为玄参科植物地黄 *Rehmannia glutinosa* Libosch. 的新鲜或干燥块根。

形态特征　多年生草本，全株有白色长柔毛和腺毛。叶基生成丛，倒卵状披针形，基部渐狭成柄，边缘有不整齐钝齿，叶面皱缩，下面略带紫色。花茎由叶丛抽出，花序总状；萼5浅裂；花冠钟形，略二唇状，紫红色，内面常有黄色带紫的条纹。蒴果球形或卵圆形，具宿萼和花柱。花期4～6月，果期7～8月。

生境分布　生长于海拔50～1100米的荒山坡、山脚、墙边、路旁等处。分布于我国河南、河北、东北及内蒙古，大部分地区有栽培。尤以河南产怀地黄为道地药材。

采收加工　春、秋两季采挖，除去须根，鲜用，为鲜地黄；或将其大小分开，烘焙干燥，为生地黄。

性味归经　鲜地黄甘、苦，寒；归心、肝、肾经。生地黄甘，寒；归心、肝、肾经。

功能主治　鲜地黄清热生津，凉血止血；用于热病伤阴，舌绛烦渴，温毒发斑，吐血，衄血，喉痹，咽痛。生地黄清热凉血，养阴生津；用于热入营血，温毒发斑，吐血，衄血，热病伤阴，舌绛烦渴，津伤便秘，阴虚发热，五心烦热，骨蒸劳热，内热消渴。

用量用法　鲜地黄12～30克，生地黄10～15克，煎服。

使用注意　本品性寒滞腻，脾虚腹满便溏及胸闷食少者不宜用。

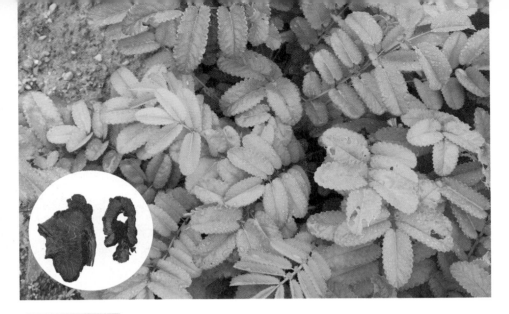

地榆

【别名】黄瓜香、猪人参、山地瓜、血箭草。

来　　源　本品为蔷薇科植物地榆 *Sanguisorba officinalis* L. 或长叶地榆 *Sanguisorba officinalis* L. var. *longifolia* (Bert.) Yu et Li 的根。

形态特征　多年生草本，高50～100厘米。茎直立，有纵棱。奇数羽状复叶，基生叶丛生，具长柄，小叶通常4～9对，小叶片卵圆形或长卵圆形，边缘具尖锐的粗锯齿，小叶柄基部常有小托叶；茎生叶有短柄，托叶抱茎，镰刀状，有齿。花小，暗紫红色，密集成长椭圆形穗状花序。瘦果暗棕色，被细毛。花、果期7～10月。

生境分布　生长于山地的灌木丛、山坡、草原或田边。全国均产，以浙江、江苏、山东、安徽、河北等地产量为多。

采收加工　春季将发芽时或秋季植株枯萎后采挖，除去须根，洗净，干燥或趁鲜切片，干燥。

性味归经　苦、酸、涩，微寒。归肝、大肠经。

功能主治　凉血止血，解毒敛疮。用于便血，痔血，血痢，崩漏，水、火烫伤，痈肿疮毒。

甩量用法　9～15克，煎服。外用适量，研末涂敷患处。

使用注意　本品酸涩性凉，虚寒性出血及出血挟瘀者慎用。大面积烧、烫伤，不宜以大量地榆外涂，以免引起药物性肝炎。

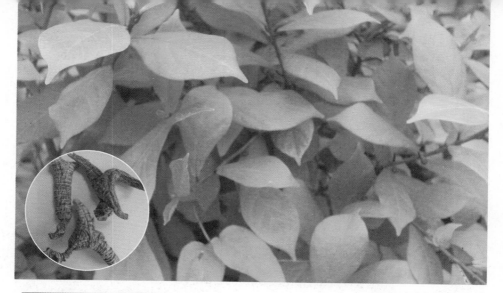

西洋参

【别名】洋参、花旗参、美国人参。

来　　源　本品为五加科植物西洋参 *Panax quinquefolium* L. 的干燥根。

形态特征　多年生草本。茎单一，不分枝。1年生无茎，3出复叶1；2年生有2枚3出或5出复叶；3～5年轮生3、5枚掌状复叶，复叶中两侧小叶较小，中间一片小叶较大，小叶倒卵形，边缘具细重锯齿，但小叶下半部边缘的锯齿不明显；总叶柄长4～7厘米。伞状花序顶生，总花梗常较叶柄略长；花绿色。浆果状核果，扁圆形，熟时鲜红色。种子2枚。花期7月，果期9月。

生境分布　均系栽培品，生长于土质疏松、土层较厚、肥沃、富含腐殖质的森林砂质壤土。分布于美国、加拿大及法国，我国也有栽培。

采收加工　于秋季挖取生长3～6年的根，除去分枝、须尾，晒干。喷水湿润，撞去外皮，再以硫黄熏之，晒干后色白起粉，称"粉皮西洋参"。挖起后即连皮晒干或烘干，外表土黄色，并有细密黑色横纹者，称"原皮西洋参"。

性味归经　甘、微苦，凉。归心、肺、肾经。

功能主治　补气养阴，清热生津。用于气虚阴亏，虚热烦倦，咳喘痰血，内热消渴，口燥咽干。

用量用法　3～6克，另煎兑服。

使用注意　中阳虚衰、寒湿中阻及气郁化火等一切实证、火郁之证患者均忌用。反藜芦，忌铁器及火炒炮制本品。

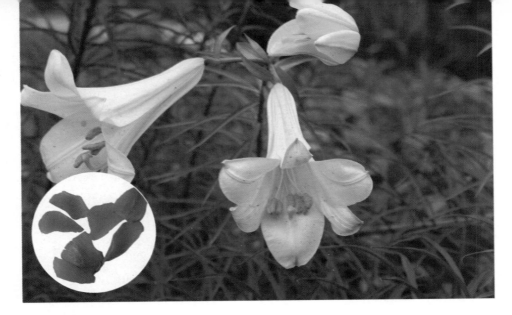

百合

【别名】强瞿、山丹、番韭、倒仙。

来　　源　本品为百合科植物卷丹 *Lilium lancifolium* Thunb、百合 *Lilium brownii* F. E. Brown. var. *viridulum* Baker 或细叶百合 *Lilium pumilum* DC. 的干燥肉质鳞茎。

形态特征　多年生球根草本花卉，株高40～60厘米，还有高达1米以上的。茎直立，不分枝，草绿色，茎秆基部带红色或紫褐色斑点；地下具鳞茎，鳞茎阔卵形或披针形，白色或淡黄色，由直径6～8厘米的肉质鳞片抱合成球形，外有膜质层。单叶，互生，狭线形，无叶柄，直接包生于茎秆上，叶脉平行。花着生于茎秆顶端，呈总状花序，簇生或单生，花冠较大，花筒较长，呈漏斗形喇叭状，6裂，无萼片，因茎秆纤细，花朵大，开放时常下垂或平伸。花期5～6月，果期9～10月。

生境分布　生长于山野林内及草丛中。全国大部分地区均产，主要分布于湖南、浙江、江苏、陕西、四川等地。

采收加工　秋季采挖，洗净，剥取鳞片，置沸水中略烫，干燥生用。

性味归经　甘，寒。归心、肺经。

功能主治　养阴润肺，清心安神。用于阴虚燥咳，劳嗽咳血，虚烦惊悸，失眠多梦，精神恍惚。

用量用法　6～12克，煎服；亦可蒸食，煮粥。外用鲜品适量捣敷。

使用注意　甘寒滑利之品，风寒咳嗽、中寒便溏者忌用。

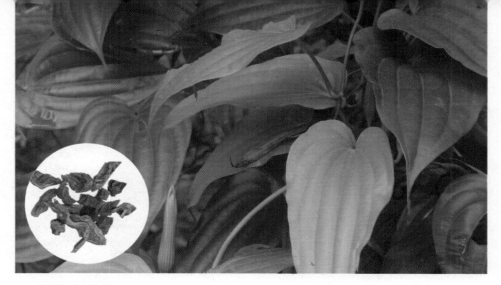

百部

【别名】百奶、肥百部、制百部、百条根、九丛根、一窝虎、野天门冬。

来　　源　本品为百部科植物直立百部 Stemona sessilifolia (Miq.) Miq.、蔓生百部 Stemona japonica (Bl.) Miq. 或对叶百部 Stemona tuberosa Lour. 的干燥块根。

形态特征　直立百部为多年生草本，高30～60厘米。茎直立，不分枝，有纵纹。叶常3～4片轮生，偶为5；卵形、卵状椭圆形至卵状披针形，长3.5～5.5厘米，宽1.8～3.8厘米，先端急尖或渐尖，基部楔形，叶脉通常5，中间3条特别明显；有短柄或几无柄。花腋生，多数生长于近茎下部呈鳞片状的苞腋间；花梗细长，直立或斜向上。花期3～5月，果期6～7月。

生境分布　生长于阳坡灌木林下或竹林下、路旁。分布于安徽、江苏、湖北、浙江、山东等地。

采收加工　春季2～3月发新芽前及秋季8～9月茎苗枯干时挖取根部，洗净泥沙，除去茎苗及须根，置沸水中略烫或蒸至无白心，取出，晒干或阴干。

性味归经　甘、苦，微温。归肺经。

功能主治　润肺下气止咳，杀虫灭虱。用于新久咳嗽，肺痨咳嗽，顿咳；外用于头虱，体虱，蛲虫病，阴痒。蜜百部润肺止咳，用于阴虚劳嗽。

用量用法　3～9克，煎服。外用适量，水煎或酒浸。

使用注意　易伤胃滑肠，脾虚便溏者慎用。本品有小毒，服用过量，可引起呼吸中枢麻痹。

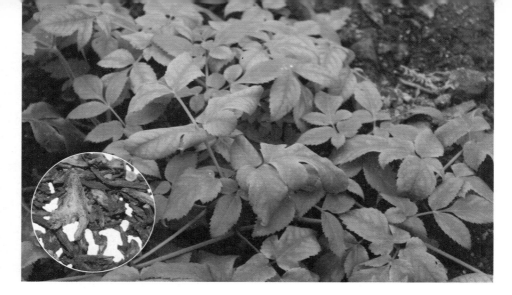

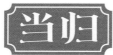

【别名】 云归、秦归、西当归、岷当归。

来　　源　本品为伞形科植物当归 *Angelica sinensis* (Oliv.) Diels 的干燥根。

形态特征　多年生草本。茎带紫色，有纵直槽纹。叶为2～3回奇数羽状复叶，叶柄基部膨大呈鞘，叶片卵形，小叶片呈卵形或卵状披针形，近顶端1对无柄，1～2回分裂，裂片边缘有缺刻。复伞形花序顶生，无总苞或有2。双悬果椭圆形，分果有5棱，侧棱有翅，每个棱槽有1个油管，结合面2个油管。花期6～7月，果期7～9月。

生境分布　生长于高寒多雨的山区；多为栽培。分布于甘肃省岷县（古秦州）的产量大，质优；四川、云南、湖北、陕西、贵州等地也有栽培。

采收加工　甘肃当归秋末采挖，去净泥土，放置，待水分稍蒸发，根变软时捆成小把；架在棚顶上，先以湿木柴火猛烘上色，再以小火熏干，经过翻棚，使色均匀，全部干度为70%～80%时，停火下棚。云南当归一般在立冬前后采挖，去净泥土，勿沾水受潮以免变黑腐烂，摊晒时注意翻动，每晚收进屋内晾于通风处，以免霜冻，至干即得。

性味归经　甘、辛，温。归肝、心、脾经。

功能主治　补血活血，调经止痛，润肠通便。用于血虚萎黄，眩晕心悸，月经不调，经闭痛经，虚寒腹痛，风湿痹痛，跌扑损伤，痈疽疮疡，肠燥便秘。酒当归活血通经，用于经闭痛经，风湿痹痛，跌扑损伤。

用量用法　6～12克，煎服；浸酒、熬膏或入丸、散。外用适量，多入膏药中。

使用注意　本品味甘，滑肠、湿盛中满、大便溏泻者不宜用。

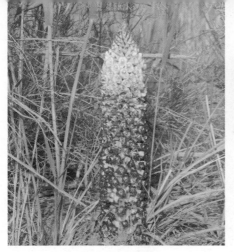
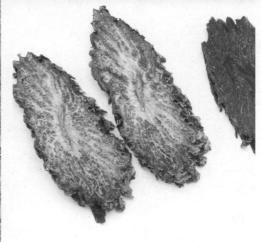

肉苁蓉

【别名】大芸（淡大芸）、寸芸、苁蓉（甜苁蓉、淡苁蓉）、地精、查干告亚。

来　　源　本品为列当科植物肉苁蓉 *Cistanche deserticola* Y. C. Ma 或管花肉苁蓉 *Cistanche tubulosa* (Schenk) Wight 的干燥带鳞叶的肉质茎。

形态特征　多年生寄生草本，高80～100厘米。茎肉质，肥厚，不分枝。叶肉质，鳞片状，螺旋状排列，淡黄白色，下部叶紧密，宽卵形或三角状卵形，上部叶稀疏，披针形或窄披针形。穗状花序顶生，伸出地面，有多数花；苞片线状披针形或卵状披针形；小苞片卵状披针形或披针形，与花萼近等长；花萼钟状，5浅裂，裂片近圆形；花冠管状钟形，长3～4厘米，淡黄白色。蒴果卵圆形，2瓣裂，褐色；种子多数，微小，椭圆状卵圆形或椭圆形，表面网状，具光泽。花期5～6月，果期6～8月。

生境分布　肉苁蓉生长于盐碱地、干河沟沙地、戈壁滩一带，寄生在红沙、盐爪爪、着叶盐爪、西伯利亚白刺等植物的根上。分布于内蒙古、陕西、甘肃、宁夏、新疆等地。

采收加工　春、秋均可采收。以3～5月采者为好，过时则中空。春季苗未出土或刚出土时采者，通常半埋于沙土中晒干，称为淡苁蓉。秋季采者，水分多，不宜晒干，须投入盐湖中1～3年，取出晒干，称为咸苁蓉。

性味归经　甘、咸，温。归肾、大肠经。

功能主治　补肾阳，益精血，润肠通便。用于肾阳不足，精血亏虚，阳痿不育，腰膝酸软，筋骨无力，肠燥便秘。

用量用法　6～10克，煎服。

使用注意　药力和缓，用量宜大。助阳滑肠，故阳事易举、精滑不固、腹泻便溏者忌用。实热便秘者不宜用。

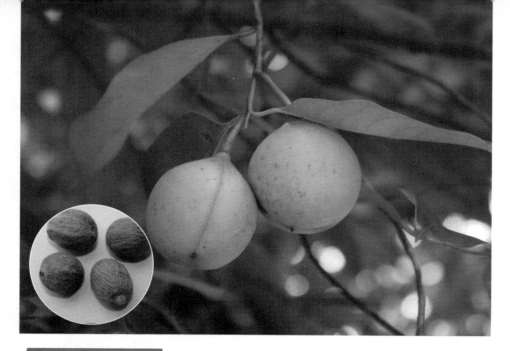

肉豆蔻

【别名】肉叩、肉扣、肉蔻、肉果、玉果。

来　　源　本品为肉豆蔻科植物肉豆蔻 *Myristica fragrans* Houtt. 的干燥种仁。

形态特征　高大乔木，全株无毛。叶互生，叶柄长4～10毫米，叶片椭圆状披针形或椭圆形，长5～15厘米，革质，先端尾状，基部急尖，全缘，上面暗绿色，下面常粉绿色并有红棕色的叶脉。花单性，雌雄异株，总状花序腋生，具苞片。浆果肉质，梨形或近于圆球形，黄棕色，成熟时纵裂成2瓣，露出绯红色肉质的假种皮，内含种子1枚，种皮壳状，木质坚硬。花期12月至翌年1月，果期3～5月。

生境分布　在热带地区广为栽培。分布于马来西亚、印度尼西亚；我国广东、广西、云南等地也有栽培。

采收加工　每年4～6月及11～12月各采1次。早晨摘取成熟果实，剖开果皮、剥去假种皮，再敲脱壳状的种皮，取出种仁，用石灰乳浸一日后，小火焙干。

性味归经　辛，温。归脾、胃、大肠经。

功能主治　温中行气，涩肠止泻。用于脾胃虚寒，久泻不止，脘腹胀痛，食少呕吐。

用量用法　3～10克，煎服；或入散剂，1.5～3克。

使用注意　凡湿热泻痢者忌用。

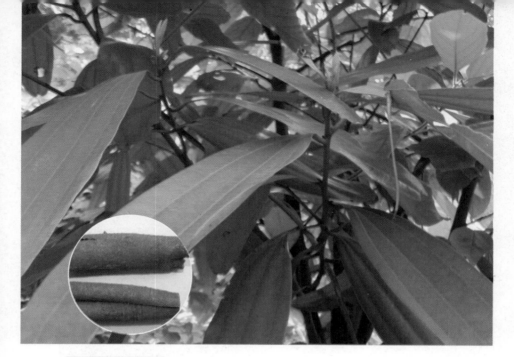

肉桂

【别名】玉桂、牡桂、菌桂、筒桂、大桂、辣桂。

来　源　本品为樟科植物肉桂 *Cinnamomum cassia* Presl. 的干燥树皮。

形态特征　常绿乔木，树皮灰褐色，幼枝多有4棱。叶互生，叶片革质，长椭圆形或近披针形，先端尖，基部钝，全缘，3出脉于背面明显隆起。圆锥花序腋生或近顶生，花小，白色，花被6，能育雄蕊9，子房上位，胚珠1。浆果椭圆形，长约1厘米，黑紫色，基部有浅杯状宿存花被。花期6～8月，果期10～12月。

生境分布　多为栽培。分布于广东、海南、云南等地。

采收加工　多于秋季剥取，刮去栓皮，阴干。

性味归经　辛、甘，大热。归肾、脾、心、肝经。

功能主治　补火助阳，引火归元，散寒止痛，温通经脉。用于阳痿宫冷，腰膝冷痛，肾虚作喘，虚阳上浮，眩晕目赤，心腹冷痛，虚寒吐泻，寒疝腹痛，痛经经闭。

用量用法　1～5克，煎服，宜后下或焗服；研末冲服，每次1～2克。

使用注意　有出血倾向者及孕妇慎用。不宜与赤石脂同用。

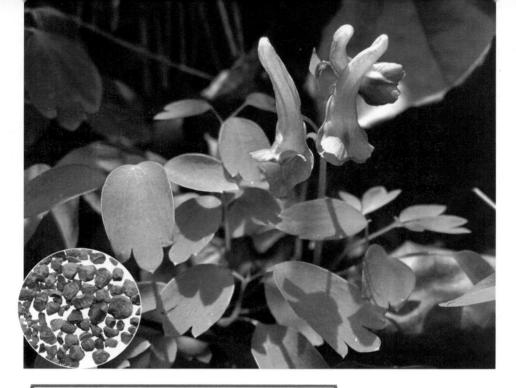

延胡索（元胡）

【别名】元胡、延胡、玄胡索、元胡索。

来　　源　本品为罂粟科植物延胡索 *Corydalis yanhusuo* W. T. Wang 的干燥块茎。

形态特征　多年生草本。茎纤弱，高约20厘米。叶互生，有长柄，小叶片长椭圆形至线形，全缘。总状花序顶生，花红紫色，横生于小花梗上。蒴果长圆形。花期3～4月，果期4～5月。

生境分布　生长于稀疏林、山地、树林边缘的草丛中。分布于浙江、江苏、湖北、湖南、安徽、江西等地。本品为浙江特产，尤以金华地区产品最佳。

采收加工　夏初茎叶枯萎时采挖，除去须根，洗净，置沸水中煮至无白心时，取出晒干。

性味归经　辛、苦，温。归肝、脾经。

功能主治　活血，行气，止痛。用于胸胁，脘腹疼痛，胸痹心痛，经闭痛经，产后瘀阻，跌扑肿痛。

用量用法　3～10克，煎汤；或研末吞服，每次1.5～3克。

使用注意　孕妇慎用。

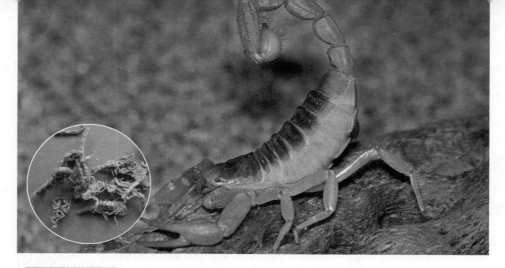

全蝎

【别名】全虫、钳蝎、蝎子。

来　　源　本品为钳蝎科动物东亚钳蝎 *Buthus martensii* Karsch 的干燥体。

形态特征　体长约6厘米，分为头胸部及腹部2部。头胸部较短，7节，分节不明显，背面覆有头胸甲，前端两侧各有1单眼，头胸甲背部中央处，另有1对，如复眼。头部有附肢2对，1对为钳角，甚小；1对为强大的脚须，形如蟹螯。胸部有步足4对，每足分为7节，末端各有钩爪2。腹部甚长，分前腹及后腹两部，前腹部宽广，共有7节，第一节腹面有1生殖厣，内有生殖孔；第二节腹面有1对栉板，上有齿16～25。后腹部细长，分为5节和1节尾刺，后腹部各节皆有颗粒排列而成的纵棱数条。尾刺呈钩状，上屈，内有毒腺。卵胎生。

生境分布　生长于阴暗潮湿处。分布于河南、山东、湖北、安徽等地。

采收加工　野生蝎春末至秋初均可捕捉。清明至谷雨前后捕捉者，称为"春蝎"，此时未食泥土，品质较佳；夏季产者称为"伏蝎"，产量较多。因已食泥土，品质较次。饲养蝎一般在秋季，隔年收捕1次。捕得后，先浸入清水中，待其吐出泥土，再置沸水或沸盐水中，煮至全身僵硬，捞出，置通风处，阴干。

性味归经　辛，平；有毒。归肝经。

功能主治　息风镇痉，通络止痛，攻毒散结。用于肝风内动，痉挛抽搐，小儿惊风，中风口㖞，半身不遂，破伤风，风湿顽痹，偏正头痛，疮疡，瘰疬。

用量用法　3～6克，煎服；或研末吞服，每次0.6～1克。外用适量。

使用注意　孕妇禁用。

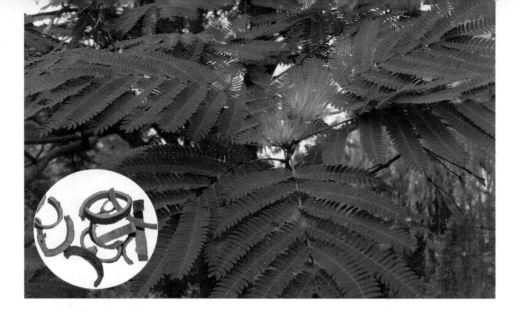

合欢皮

【别名】合昏皮、夜合皮、合欢木皮。

来　源　本品为豆科植物合欢 *Albizia julibrissin* Durazz. 的干燥树皮。

形态特征　落叶乔木，伞形树冠。树干浅灰褐色，树皮轻度纵裂；枝粗而疏生，幼枝带棱角。叶互生；为偶数两面羽状复叶，小叶10～30对，镰刀状圆形，昼开夜合。伞房状花序头状，雄蕊花丝犹如缕状，半白半红，故有"马缨花""绒花"之称；萼及花瓣均为黄绿色，5裂；花丝上部为红色或粉红色丝状，簇结成球，果实为荚果。花期6～7月，果期10月。

生境分布　生长于山谷、林缘、坡地。分布于辽宁、河北、陕西、甘肃、宁夏、新疆、山东、江苏、安徽、江西、福建、河南、湖北、湖南、广西、广东、四川、贵州、云南等地。

采收加工　夏、秋两季花开放时剥下树皮，晒干。切段生用。合欢花亦可入药，晴天摘下，迅速晒干或晾干。

性味归经　甘，平。归心、肝、肺经。

功能主治　解郁安神，活血消肿。用于心神不安，忧郁失眠，肺痈，疮肿，跌扑伤痛。

用量用法　6～12克，煎服；或入丸、散。

使用注意　阴虚津伤者慎用。

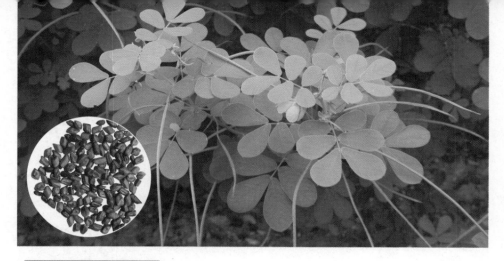

决明子

【别名】羊明、羊角、草决明、还瞳子、马蹄决明。

来　源　本品为豆科植物决明 *Cassia obtusifolia* L. 或小决明 *Cassia tara* L. 的干燥成熟种子。

形态特征　决明为一年生半灌木状草本，高1～2米，上部多分枝，全体被短柔毛。双数羽状复叶互生，有小叶2～4对，在下面两小叶之间的叶轴上有长形暗红色腺体；小叶片倒卵形或倒卵状矩圆形，先端圆形，有小突尖，基部楔形，两侧不对称，全缘；幼时两面疏生柔毛。花成对腋生，小花梗长1～2.3厘米；萼片5，分离；花瓣5，黄色，倒卵形，长约12毫米，具短爪，最上瓣先端有凹陷，基部渐窄；发育雄蕊7，3枚退化；子房细长弯曲，柱头头状。荚果四棱柱状，略扁，稍弯曲，长15～24厘米，果柄长2～4厘米；种子多数，菱状方形，淡褐色或绿棕色，有光泽，两侧面各有一条线形的、宽0.3～0.5毫米的浅色斜凹纹。花、果期8～11月。

生境分布　生长于村边、路旁和旷野等处。分布于安徽、广西、四川、浙江、广东等地，南北各地均有栽培。

采收加工　秋季果实成熟后，将全株割下或摘下果荚晒干，打出种子，扬净荚壳及杂质，再晒干。

性味归经　甘、苦、咸，微寒。归肝、肾、大肠经。

功能主治　清肝明目，润肠通便。本品苦寒，可降泄肝经郁热，清肝明目作用好而为眼科常用药；味甘质润而有润肠通便之功。

用量用法　9～15克，煎服。

使用注意　气虚便溏者慎用。

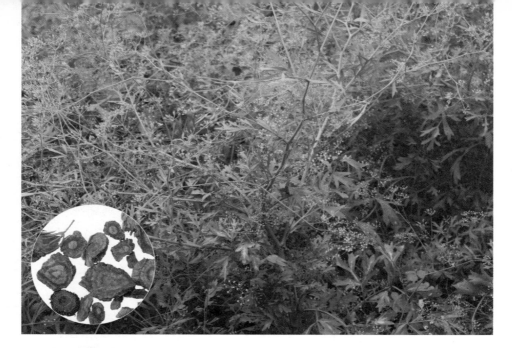

防风

【别名】屏风、铜芸、百种、回云、百枝、回草、风肉。

来　　源　本品为伞形科植物防风 *Saposhnikovia divaricata* (Turcz.) Schischk 的干燥根。

形态特征　多年生草本，高达80厘米，茎基密生褐色纤维状的叶柄残基。茎单生，2歧分枝。基生叶有长柄，2～3回羽裂，裂片楔形，有3～4缺刻，具扩展叶鞘。复伞形花序，总苞缺如，或少有；花小，白色。双悬果椭圆状卵形，分果有5棱，幼果有海绵质瘤状突起。花期8～9月，果期9～10月。

生境分布　生长于丘陵地带山坡草丛中或田边、路旁及高山中、下部。分布于黑龙江、吉林、辽宁、内蒙古、河北、山西、河南等地。

采收加工　春、秋两季采挖，去净残茎、泥土、须根等杂质，晒干。

性味归经　辛、甘，微温。归膀胱、肝、脾经。

功能主治　祛风解表，胜湿止痛，止痉。用于感冒头痛，风湿痹痛，风疹瘙痒，破伤风。

用量用法　5～10克，煎服。

使用注意　血虚发痉及阴虚火旺者禁用。

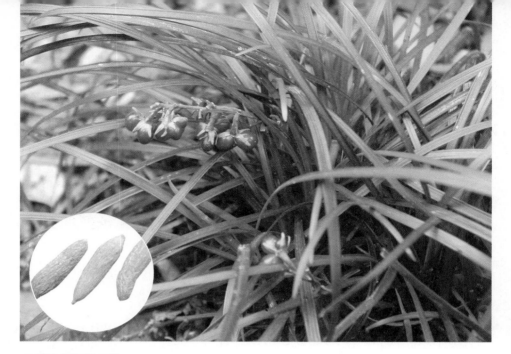

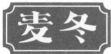

【别名】玉银、麦门冬、沿阶草。

来　　源　本品为百合科植物麦冬 *Ophiopogon japonicus* (L. f.) Ker—Gawl. 的干燥块根。

形态特征　多年生草本植物，地上匍匐茎细长。叶丛生，狭线形，革质，深绿色，平行脉明显，基部绿白色并稍扩大。花葶常比叶短，总状花序轴长2～5厘米，花生于苞片腋内，花梗长2～4毫米，关节位于近中部或中部以上，花微下垂，花被片6，披针形，白色或淡紫色。浆果球形，成熟时深绿色或蓝黑色。花期5～8月，果期8～9月。

生境分布　生长于土质疏松、肥沃、排水良好的壤土和沙质土壤。分布于浙江、四川等地。

采收加工　夏季采挖，洗净，反复曝晒，堆置，至七八成干，除去须根，干燥。

性味归经　甘、微苦，微寒。归心、肺、胃经。

功能主治　养阴生津，润肺清心。用于肺燥干咳，阴虚劳嗽，喉痹咽痛，津伤口渴，内热消渴，心烦失眠，肠燥便秘。

用量用法　6～12克，煎服。

使用注意　脾胃虚寒、大便溏薄及感冒风寒或痰饮湿浊咳嗽者忌用。

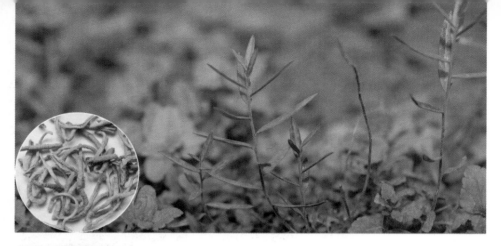

远志

【别名】蔓绕、棘菀、蒇葞、细草、小鸡腿、小鸡眼、小草根。

来　　源　本品为远志科植物远志 *Polygala tenuifolia* Willd. 或卵叶远志 *Polygala sibirica* L. 的干燥根。

形态特征　多年生草本，高20～40厘米。根圆柱形，长达40厘米，肥厚，淡黄白色，具少数侧根。茎直立或斜上，丛生，上部多分枝。叶互生，狭线形或线状披针形，长1～4厘米，宽1～3毫米，先端渐尖，基部渐窄，全缘，无柄或近无柄。总状花序长2～14厘米，侧生于小枝顶端，细弱，通常稍弯曲；花淡蓝紫色，长约6毫米；花梗细弱，长3～6毫米；苞片极小，易脱落；萼片的外轮3片比较小，线状披针形，长约2毫米，内轮2片呈花瓣状，呈稍弯些的长圆状倒卵形，长5～6毫米，宽2～3毫米；花瓣的2侧瓣倒卵形，长约4毫米，中央花瓣较大，呈龙骨瓣状，背面顶端有撕裂成条的鸡冠状附属物；雄蕊8，花丝连合呈鞘状；子房倒卵形，扁平，花柱线形，弯垂，柱头2裂。蒴果扁平，卵圆形，边有狭翅，长、宽均4～5毫米，绿色，光滑无睫毛；种子卵形，微扁，长约2毫米，棕黑色，密被白色细茸毛，上端有发达的种阜。花期5～7月，果期7～9月。

生境分布　生长于海拔400～1000米的山坡草地或路旁。分布于山西、陕西等地。

采收加工　春、秋两季采挖，除去须根和泥沙，晒干。

性味归经　苦、辛，温。归心、肾、肺经。

功能主治　安神益智，交通心肾，祛痰，消肿。用于心肾不交引起的失眠多梦、健忘惊悸、神志恍惚，咳痰不爽，疮疡肿毒，乳房肿痛。

用量用法　3～10克，煎服。

使用注意　无。

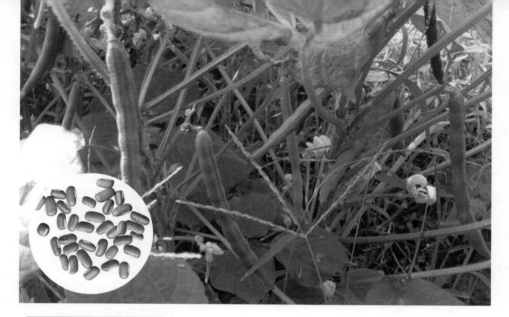

赤小豆

【别名】赤豆、红小豆、野赤豆。

来　源　本品为豆科植物赤小豆 *Phaseolus calcaratus* Roxb. 或赤豆 *Vigna angularis* Ohwi et Ohashi. 的干燥成熟种子。

形态特征　赤小豆为一年生草本植物。主根不发达，侧根细长，株高80～100厘米，有直立丛生型、半蔓生型及蔓生缠绕型。叶为3小叶组成的复叶；小叶圆头型或剑头型。花梗自叶腋生出，梗的先端着生数朵花，为自花授粉作物；花小，开黄花或淡灰色花，龙骨瓣呈螺旋形，每花梗上结荚1～5，荚长7～16厘米，果荚内包着4～18枚椭圆形或长椭圆形种子。种子多为赤褐色，也有黑、灰、白、绿杂、浅黄色等。花期5～8月，果期9～10月。

生境分布　全国各地普遍栽培。分布于吉林、北京、天津、河北、陕西、山东、安徽、江苏、浙江、江西、广东、四川等地。

采收加工　秋季果实成熟而未开裂时拔取全株，晒干，打下种子，除去杂质，再晒干。

性味归经　甘、酸，平。归心、小肠经。

功能主治　利水消肿，解毒排脓。用于水肿胀满，脚气浮肿，黄疸尿赤，风湿热痹，痈肿疮毒，肠痈腹痛。

用量用法　9～30克，煎服。外用适量，研末调敷。

使用注意　阴虚而无湿热及小便清长者忌食。

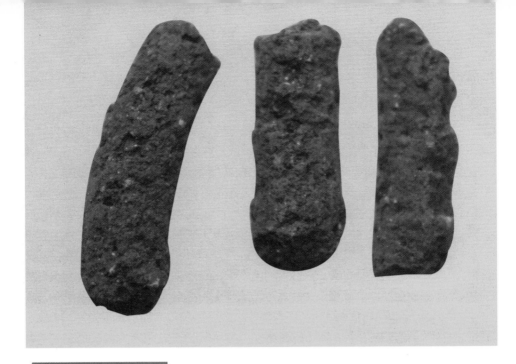

赤石脂

【别名】赤符、红土、红高岭、赤石土、吃油脂。

来　　源　本品为硅酸盐类矿物多水高岭石族多水高岭石，主要含四水硅酸铝[$Al_4(Si_4O_{10})(OH)_8 \cdot 4H_2O$]。

形态特征　该石为单斜晶系的多水高岭土。为块状集合体，呈不规则块状，大小不一。表面粉红色、红色至紫红色，或有红白相间的花纹，断面有的具蜡样光泽，疏松多孔的具土样光泽。质软，易碎，硬度1~2，比重2.0~2.2，吸水性强，用舌舐之粘舌，具土腥气，不溶于水，能溶于酸类。味淡，嚼之无沙粒感。

生境分布　分布于福建、河南、山东、山西等省。

采收加工　全年均可采挖，挖出后，选择红色滑腻如脂的块状体，拣去杂石、泥土。

性味归经　甘、酸、涩，温。归大肠、胃经。

功能主治　涩肠，止血，生肌敛疮。用于久泻久痢，大便出血，崩漏带下；外治疮疡久溃不敛，湿疮脓水浸淫。

用量用法　9~12克，煎服，宜先煎。外用适量，研末敷患处。

使用注意　不宜与肉桂同用。

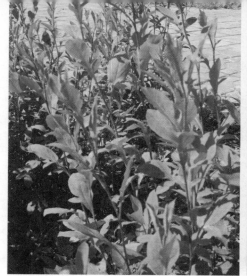
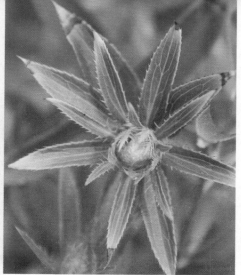

苍术

【**别名**】赤术、青术、仙术。

来　源　本品为菊科植物茅苍术 *Atractylodes lancea* (Thunb.) DC. 或北苍术 *Atractylodes chinensis* (D. C.) Koidz. 的干燥根茎。

形态特征　茅苍术为多年生草本，高达80厘米；根茎结节状圆柱形。叶互生，革质，上部叶一般不分裂，无柄，卵状披针形至椭圆形，长3～8厘米，宽1～3厘米，边缘有刺状锯齿，下部叶多为3～5深裂，顶端裂片较大，侧裂片1～2对，椭圆形。头状花序顶生，叶状苞片1列，羽状深裂，裂片刺状；总苞圆柱形，总苞片6～8层，卵形至披针形；花多数，两性，或单性多异株，全为管状花，白色或淡紫色；两性花有多数羽毛状长冠毛，单性花一般为雌花，具退化雄蕊5。瘦果有羽状冠毛。花期8~10月，果期9～10月。

生境分布　生长于山坡、林下及草地。茅苍术分布于江苏、湖北、河南等地，以产于江苏茅山一带者质量最好。北苍术分布于河北、山西、陕西等地。

采收加工　春、秋两季均可采挖，以秋季采者为好，除去须根及泥沙，切片晒干用。

性味归经　辛、苦，温。归脾、胃、肝经。

功能主治　燥湿健脾，祛风散寒，明目。用于湿阻中焦，脘腹胀满，泄泻，水肿，脚气痿躄，风湿痹痛，风寒感冒，夜盲，眼目昏涩。

用量用法　3～9克，煎服。

使用注意　阴虚内热、津液亏虚、表虚多汗者禁用。

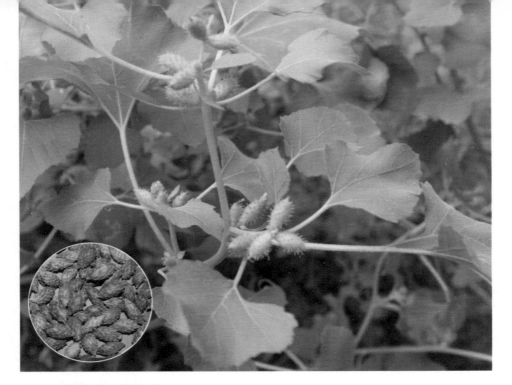

苍耳子

【别名】苍子、葈耳实、牛虱子、胡寝子、苍郎种、胡苍子、苍棵子。

来　　源　本品为菊科植物苍耳 *Xanthium sibiricum* Patr. 的干燥成熟带总苞果实。

形态特征　一年生草本，高30～90厘米，全体密被白色短毛。茎直立。单叶互生，具长柄；叶片三角状卵形或心形，通常3浅裂，两面均有短毛。头状花序顶生或腋生。瘦果，纺锤形，包在有刺的总苞内。花期7～8月，果期9～10月。

生境分布　生长于荒地、山坡等干燥向阳处。分布于全国各地。

采收加工　秋季果实成熟时采收，除去刺，筛去屑末，炒至深黄色，用时捣碎。

性味归经　辛、苦，温；有毒。归肺经。

功能主治　散风寒，通鼻窍，祛风湿。用于风寒头痛，鼻塞流涕，鼻衄，鼻渊，风疹瘙痒，湿痹拘挛。

用量用法　3～10克，煎服，或入丸、散剂。

使用注意　血虚头痛者不宜服用。过量服用易致中毒。

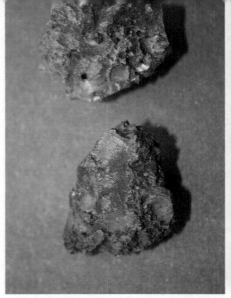
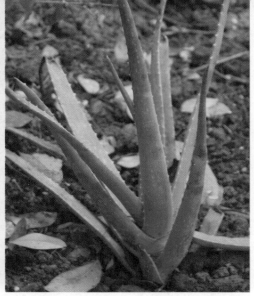

芦荟

【别名】卢会、象胆、讷会、奴会、劳伟。

来　　源　本品为百合科植物库拉索芦荟 *Aloe barbadensis* Miller 叶的汁液浓缩干燥物。

形态特征　多年生草本，茎极短。叶簇生于茎顶，直立或近直立，肥厚多汁，呈狭披针形，长15～36厘米，宽2～6厘米，先端长，渐尖，基部宽阔，粉绿色，边缘有刺状小齿。花茎单生或稍分枝，高60～90厘米；总状花序疏散；花点垂下，长约2.5厘米，黄色或有赤色斑点；花被管状，6裂，裂片稍外弯；雄蕊6，花药丁字着生；雌蕊1，3室，每室有多数胚珠。蒴果，三角形，室背开裂。花期2～3月。

生境分布　生长于排水性能良好、不易板结的疏松土质中。福建、台湾、广东、广西、四川、云南等地有栽培。

采收加工　全年可采，割取植物的叶片，收集流出的液汁，置锅内熬成稠膏，倾入容器，冷却凝固后即得。

性味归经　苦，寒。归肝、胃、大肠经。

功能主治　泻下通便，清肝泻火，杀虫疗疳。用于热结便秘，惊痫抽搐，小儿疳积；外治癣疮。

用量用法　2～5克，宜入丸、散。外用适量，研末敷患处。

使用注意　孕妇慎用。

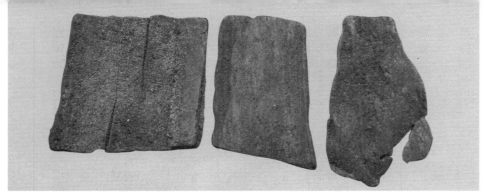

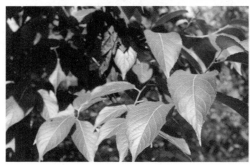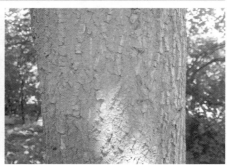

杜仲

【别名】胶树、棉树皮、丝棉皮、丝楝树皮。

来　　源　本品为杜仲科植物杜仲 *Eucommia ulmoides* Oliv. 的干燥树皮。

形态特征　落叶乔木，高达20米；树皮和叶折断后均有银白色细丝。叶椭圆形或椭圆状卵形，先端长渐尖，基部圆形或宽楔形，边缘有锯齿。花单性，雌雄异株，无花被，先叶或与叶同时开放，单生于小枝基部。翅果长椭圆形而扁，长约3.5厘米，先端凹陷；种子1枚。花期4～5月，果期9月。

生境分布　生长于山地林中或栽培。分布于四川大巴山区、陕西、贵州、河南伏牛山区、湖南湘西苗族自治州、湖南常德、湖北恩施等地。此外，广西、浙江、甘肃也产。

采收加工　4～6月摘取，剥去粗皮，堆置"发汗"至内皮呈紫褐色，晒干。

性味归经　甘，温。归肝、肾经。

功能主治　补肝肾，强筋骨，安胎。用于肝肾不足，腰膝酸痛，筋骨无力，头晕目眩，妊娠漏血，胎动不安。

用量用法　6～10克，煎服；或入丸、散。

使用注意　阴虚火旺者慎用。

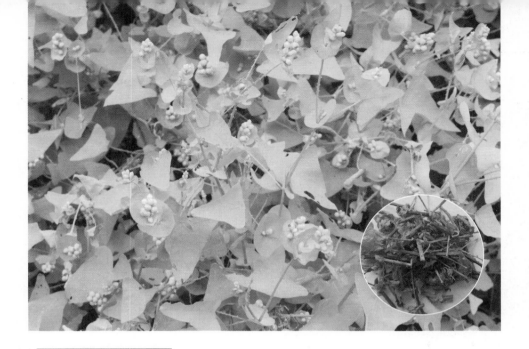

杠板归

【别名】河白草、蛇倒退、梨头刺、蛇不过。

来　　源　本品为蓼科植物杠板归 *Polygonum perfoliatum* L. 的干燥地上部分。

形态特征　多年生蔓生草本。茎有棱，红褐色，有倒生钩刺。叶互生，盾状着生；叶片近三角形，长4～6厘米，宽5～8厘米，先端尖，基部近心形或截形，下面沿脉疏生钩刺；托叶鞘近圆形，抱茎；叶柄长，疏生倒钩刺。花序短穗状；苞片圆形；花被5深裂，淡红色或白色，结果时增大，肉质，变为深蓝色；雄蕊8；花柱3裂。瘦果球形，包于蓝色多汁的花被内。花期6～8月，果期9～10月。

生境分布　生长于山谷、灌木丛中或水沟旁。分布于江苏、浙江、福建、江西、广东、广西、四川、湖南、贵州等地。

采收加工　夏季开花时采割，晒干。

性味归经　酸，微寒。归肺、膀胱经。

功能主治　清热解毒，利水消肿，止咳。用于咽喉肿痛，肺热咳嗽，小儿顿咳，水肿尿少，湿热泻痢，湿疹，疖肿，蛇虫咬伤。

用量用法　15～30克，煎服。外用适量，煎汤熏洗。

使用注意　无。

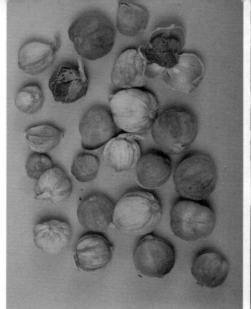
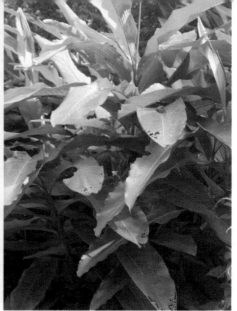

豆蔻

【别名】紫蔻、漏蔻、十开蔻、白豆蔻、圆豆蔻、原豆蔻。

来　　源　本品为姜科植物白豆蔻 *Amomum kravanh* Pierre ex Gagnep. 或爪哇白豆蔻 *Amomum compactum* Soland ex Maton. 的干燥成熟果实。按产地不同分为"原豆蔻"和"印尼白蔻"。

形态特征　多年生草本。叶披针形，顶端有长尾尖，除具缘毛外，两面无毛；无叶柄；叶舌初被疏长毛，后脱落而仅有疏缘毛；叶鞘口无毛。穗状花序圆柱形；苞片卵状长圆形；花萼管被毛；花冠白色或稍带淡黄；唇瓣椭圆形，稍凹入，淡黄色，中脉有带紫边的橘红色带；雄蕊1；子房被长柔毛。花期2～5月，果期6～8月。

生境分布　生长于山沟阴湿处，我国多栽培于树荫下。海南、云南、广西均有栽培。原产于印度尼西亚。

采收加工　秋季果实成熟时采收，用时除去果皮，取种子打碎。

性味归经　辛，温。归肺、脾、胃经。

功能主治　化湿行气，温中止呕，开胃消食。用于湿浊中阻，不思饮食，湿温初起，胸闷不饥，寒湿呕逆，胸腹胀痛，食积不消。

用量用法　3～6克，入煎剂宜后下。

使用注意　无。

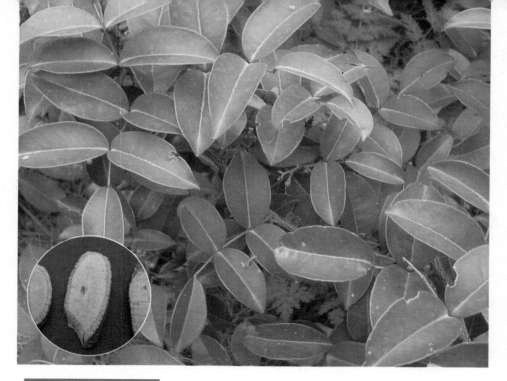

两面针

【别名】两背针、双面针、双面刺、叶下穿针、入地金牛、红心刺刁根。

来　　源　本品为芸香科植物两面针*Zanthoxylum nitidum*（Roxb.）DC.的干燥根。

形态特征　木质藤本；茎、枝、叶轴下面和小叶中脉两面均着生钩状皮刺。单数羽状复叶，长7～15厘米；小叶3～11，对生，革质，卵形至卵状矩圆形，无毛，上面稍有光泽。伞房状圆锥花序，腋生；萼片宽卵形。果成熟时紫红色，有粗大腺点，顶端正中具短喙。花期3～5月，果期9～11月。

生境分布　生长于山野。分布于华南各省及台湾、云南各地。

采收加工　全年可采挖，除去泥土，洗净晒干，用时切片或切段。

性味归经　苦、辛，平；有小毒。归肝、胃经。

功能主治　活血化瘀，行气止痛，祛风通络，解毒消肿。用于跌扑损伤，胃痛，牙痛，风湿痹痛，毒蛇咬伤；外治烧烫伤。

用量用法　5～10克，煎服。外用适量，研末调敷或煎水洗患处。

使用注意　不能过量服用；忌与酸味食物同用。

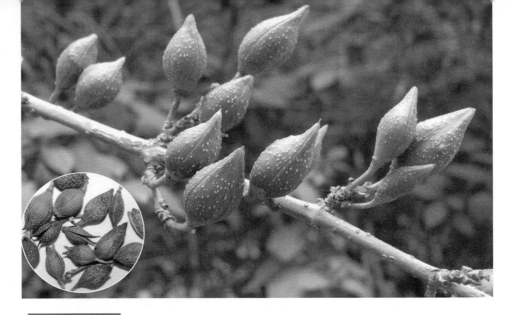

连翘

【别名】连壳、青翘、落翘、黄花条、黄奇丹。

来　　源　本品为木犀科植物连翘 *Forsythia suspensa*（Thunb.）的干燥果实。

形态特征　落叶灌木，高2～3米。茎丛生，小枝通常下垂，褐色，略呈四棱状，皮孔明显，中空。单叶对生或3小叶丛生，卵形或长圆状卵形，长3～10厘米，宽2～4厘米，无毛，先端锐尖或钝，基部圆形，边缘有不整齐锯齿。花先叶开放，1至数朵，腋生，金黄色，长约2.5厘米；花萼合生，与花冠筒约等长，上部4深裂；花冠基部联合呈管状，上部4裂；雄蕊2，着生于花冠基部，不超出花冠；子房卵圆形，花柱细长，柱头2裂。蒴果狭卵形，稍扁，木质，长约1.5厘米，成熟时2瓣裂；种子多数，棕色，扁平，一侧有薄翅。花期3～4月，果期7～9月。

生境分布　生长于山野荒坡或栽培。分布于山西、河南、陕西等地。

采收加工　秋季果实初熟尚带绿色时采收，除去杂质，蒸熟，晒干，习称"青翘"；果实熟透时采收，晒干，除去杂质，习称"老翘"。以青翘为佳，生用。

性味归经　苦，微寒。归肺、心、小肠经。

功能主治　清热解毒，消肿散结，疏散风热。用于痈疽，瘰疬，乳痈，丹毒，风热感冒，温病初起，温热入营，高热烦渴，神昏发斑，热淋涩痛。

用量用法　6～15克，煎服。

使用注意　脾胃虚寒及气虚脓清者不宜用。

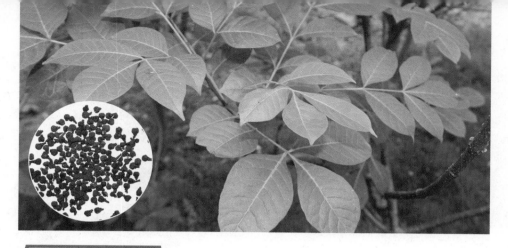

吴茱萸

【别名】吴萸、茶辣、漆辣子、米辣子、臭辣子树、左力纯幽子。

来　　源　本品为芸香科植物吴茱萸 *Euodia rutaecarpa* (Juss.) Benth.、石虎 *Euodia rutaecarpa* (Juss.) Benth. var. *officinalis* (Dode) Huang 或疏毛吴茱萸 *Euodia rutaecarpa* (Juss.) Benth. var. *bodinieri* (Dode) Huang 的干燥近成熟果实。

形态特征　灌木或小乔木，全株具臭气，幼枝、叶轴及花序轴均被锈色长柔毛。叶对生，单数羽状复叶，小叶5～9，椭圆形至卵形，全缘或有微小钝锯齿，两面均密被长柔毛，有粗大腺点。花单性，雌雄异株；聚伞状圆锥花序顶生，花白色。蓇葖果，果实略呈扁球形，直径2～5毫米；表面绿黑色或暗黄绿色，粗糙，有多数凹下细小油点，顶平，中间有凹窝及5条小裂缝，有的裂成5瓣；基部有花萼及短果柄，果柄密生毛茸；成熟时紫红色，表面有粗大的腺点。花期4～6月，果期8～11月。

生境分布　生长于路旁、山地或疏林下。多为栽培。分布于贵州、广西、湖南、云南、四川、陕西南部及浙江等地；贵州、广西产量较大，湖南常德产者质量为佳。

采收加工　7～10月果实近成熟呈茶绿色时采收，如过早则质嫩，过迟则果实开裂，均不适宜。将果实采摘后，摊开晒干或晾干，簸去枝梗、杂质即可。

性味归经　辛、苦，热；有小毒。归肝、脾、胃、肾经。

功能主治　散寒止痛，降逆止呕，助阳止泻。用于厥阴头痛，寒疝腹痛，寒湿脚气，经行腹痛，脘腹胀痛，呕吐吞酸，五更泄泻。

用量用法　2～5克，煎服。外用适量。

使用注意　辛热燥烈之品，易损气动火，不宜多用、久服。阴虚有热者忌用。

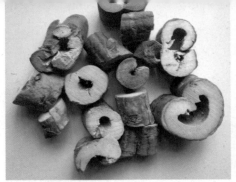
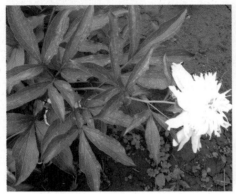
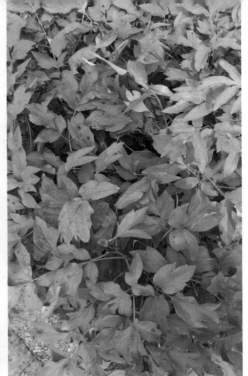

牡丹皮

【别名】丹皮、丹根、牡丹根皮。

来　　源　本品为毛茛科植物牡丹 *Paeonia suffruticosa* Andr. 的干燥根皮。

形态特征　落叶小灌木，高1～2米，主根粗长。叶为2回3出复叶，小叶卵形或广卵形，顶生小叶片通常3裂。花大型，单生枝顶；萼片5；花瓣5至多数，白色、红色或浅紫色；雄蕊多数；心皮3～5，离生。聚合蓇葖果，表面密被黄褐色短毛。花期5月，果期6月

生境分布　生长于向阳、不积水的斜坡、沙质地。分布于河南、安徽、山东等地，以安徽凤凰山等地的质量最佳。

采收加工　秋季采挖根部，除去细根，剥取根皮，晒干。生用、炒用或炒炭用。

性味归经　苦、辛，微寒。归心、肝、肾经。

功能主治　清热凉血，活血化瘀。用于热入营血，温毒发斑，吐血衄血，夜热早凉，无汗骨蒸，经闭痛经，跌扑伤痛，痈肿疮毒。

用量用法　6～12克，煎服。

使用注意　孕妇慎用。

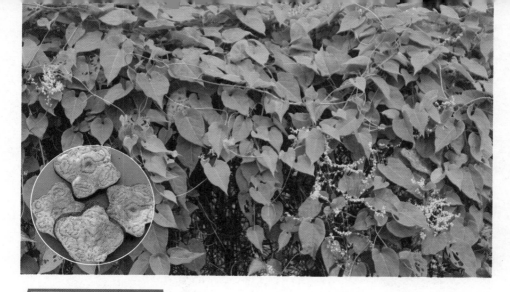

何首乌

【别名】交茎、交藤、夜合、多花蓼、紫乌藤、桃柳藤、九真藤。

来　　源　本品为蓼科植物何首乌 *Polygonum multiflorum* Thunb. 的干燥块根。

形态特征　多年生缠绕草本。根细长，末端成肥大的块根，外表红褐色至暗褐色。茎基部略呈木质，中空。叶互生，具长柄，叶片狭卵形或心形，长4～8厘米，宽2.5～5厘米，先端渐尖，基部心形或箭形，全缘或微带波状，上面深绿色，下面浅绿色，两面均光滑无毛；托叶膜质，鞘状，褐色，抱茎，长5～7毫米。花小，直径约2毫米，数多，密聚成大型圆锥花序，小花梗具节，基部具膜质苞片；花被绿白色，花瓣状，5裂，裂片倒卵形，大小不等，外面3片的背部有翅；雄蕊8，比花被短；雌蕊1，子房三角形，花柱短，柱头3裂，头状。瘦果椭圆形，有3棱，长2～3.5毫米，黑色光亮，外包宿存花被，花被呈明显的3翅，成熟时褐色。花期8～9月，果期9～10月。

生境分布　生长于墙垣、叠石之旁。分布于河南、湖北、广西、广东、贵州、四川、江苏等地，全国其他地区也有栽培。

采收加工　秋、冬两季叶枯萎时采挖，削去两端，洗净，个大的切成块，干燥。

性味归经　苦、甘、涩，微温。归肝、心、肾经。

功能主治　解毒，消痈，截疟，润肠通便。用于疮痈，瘰疬，风疹瘙痒，久疟体虚，肠燥便秘。

用量用法　3～6克，煎服。

使用注意　大便溏泻及有痰湿者不宜用。

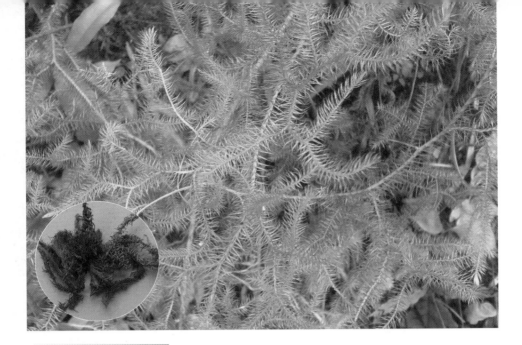

伸筋草

【别名】牛尾菜、水摇竹、大伸筋、百部伸筋、大顺筋藤。

来　源　本品为石松科植物石松 *Lycopodium japonicum* Thunb. 的干燥全草。

形态特征　多年生草本，高15～30厘米；匍匐茎蔓生，营养茎常为2歧分枝。叶密生，钻状线形，长3～5毫米，宽约1毫米，先端渐尖，具易落芒状长尾，全缘，中脉在叶背明显，无侧脉或小脉，孢子枝从第二、第三年营养枝上长出，远高出营养枝，叶疏生；孢子叶卵状三角形，先端急尖而具尖尾，有短柄，黄绿色，边缘膜质，具不规则锯齿，孢子囊肾形。孢子囊穗长2～5厘米，单生或2～6个生长于长柄上。

生境分布　生长于疏林下荫蔽处。分布于浙江、湖北、江苏等地。

采收加工　四季均可采收，去除泥土杂质晒干，切段生用。

性味归经　微苦、辛，温。归肝、脾、肾经。

功能主治　祛风除湿，舒筋活络。用于关节酸痛，屈伸不利。

用量用法　3～12克，煎服。外用适量，鲜草捣敷。

使用注意　孕妇及出血过多者忌用。

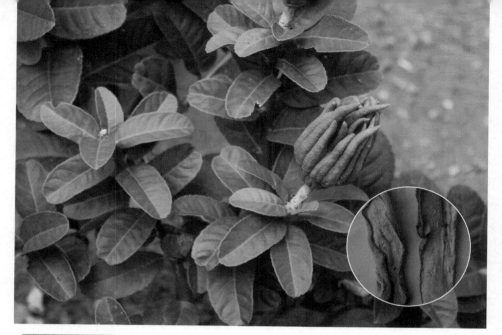

佛手

【别名】九爪木、五指橘、佛手柑。

来　源　本品为芸香科植物佛手 *Citrus medica* L. var. *sarcodactylis* Swingle 的干燥果实。

形态特征　常绿小乔木或灌木。老枝灰绿色，幼枝略带紫红色，有短而硬的刺。单叶互生；叶柄短，长3～6毫米，无翼叶，无关节；叶片革质，长椭圆形或倒卵状长圆形，长5～16厘米，宽2.5～7厘米，先端钝，有时微凹，基部近圆形或楔形，边缘有浅波状钝锯齿。花单生，簇生或为总状花序；花萼杯状，5浅裂，裂片三角形；花瓣5，内面白色，外面紫色；雄蕊多数；子房椭圆形，上部窄尖。柑果卵形或长圆形，先端分裂如拳状，或张开似指尖，其裂数代表心皮数，表面橙黄色，粗糙，果肉淡黄色；种子数枚，卵形，先端尖，有时不完全发育。花期4～5月，果期10～12月。

生境分布　生长于果园或庭院中。分布于广东、福建、云南、四川等地。

采收加工　秋季果实尚未变黄或变黄时采收，纵切成薄片，晒干或低温干燥。

性味归经　辛、苦、酸，温。归肝、脾、胃、肺经。

功能主治　疏肝理气，和胃止痛，燥湿化痰。用于肝胃气滞，胸胁胀痛，胃脘痞满，食少呕吐，咳嗽痰多。

用量用法　3～10克，煎服。

使用注意　无。

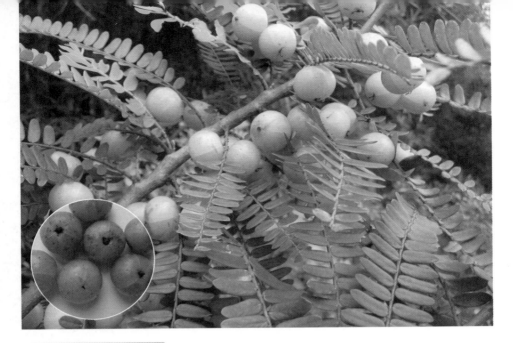

余甘子

【别名】油甘、牛甘、余甘果、余柑子、油柑子、油甘果、油甘子。

来　　源　本品系藏族习用药材。为大戟科植物余甘子 *Phyllanthus emblica* L. 的干燥成熟果实。

形态特征　乔木。小枝被锈色短柔毛。叶互生，2列，条状长圆形，革质，全缘。花小，黄色，有短梗，簇生于下部的叶腋。蒴果肉质，扁球形；种子稍带红色。花期4～6月，果期7～9月。

生境分布　一般在年均温20℃左右生长良好，0℃左右即有受冻现象。野生者产于云南、广西、福建、海南、台湾、海南、四川、贵州等地，江西、湖南、浙江等地部分地区也有分布。

采收加工　冬季至翌年春季果实成熟时采收，除去杂质，干燥。

性味归经　甘、酸、涩，凉。归肺、胃经。

功能主治　清热凉血，消食健胃，生津止咳。用于血热血瘀，消化不良，腹胀，咳嗽，喉痛，口干。

用量用法　3～9克，多入丸、散服。

使用注意　无。

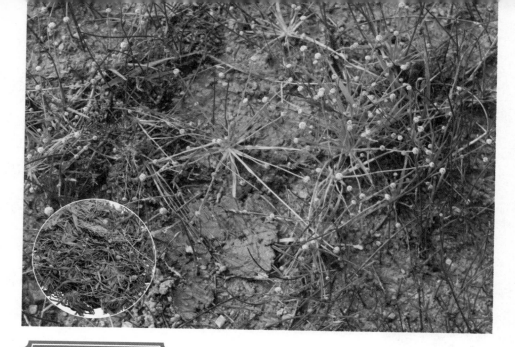

谷精草

【别名】谷精珠、戴星草、文星草、流星草、珍珠草、鱼眼草、天星草。

来　　源　本品为谷精草科植物谷精草 *Eriocaulon buergerianum* Koern. 的干燥带花茎的头状花序。

形态特征　多年生草本。叶通常狭窄，密丛生；叶基生，长披针状线形，有横脉。花小，单性，辐射对称，头状花序球形，顶生，总苞片宽倒卵形或近圆形，花苞片倒卵形，顶端骤尖。蒴果膜质，室背开裂；种子单生，胚乳丰富。花、果期7～12月。

生境分布　生长于溪沟、田边阴湿地带。分布于浙江、江苏、安徽、江西、湖南、广东、广西等地。

采收加工　秋季采收，将花序连同花茎拔出，除去泥土和须根，晒干，切段，生用。

性味归经　辛、甘，平。归肝、肺经。

功能主治　疏散风热，明目退翳。用于风热目赤，肿痛羞明，眼生翳膜，风热头痛。

用量用法　5～10克，煎服。

使用注意　阴虚血亏、目疾者不宜用。

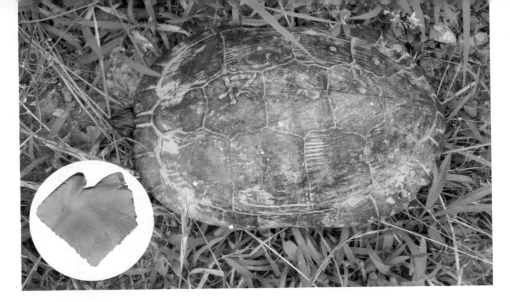

龟甲

【别名】龟板、下甲、血板、烫板、乌龟壳、乌龟板。

来　源　本品为龟科动物乌龟 *Chinemys reevesii* (Gray) 的背甲及腹甲。

形态特征　体呈扁圆形，腹背均有坚硬的甲，甲长约12厘米，宽约8.5厘米，高约5.5厘米。头形略方，头部光滑，后端具小鳞，鼓膜明显。吻端尖圆，颌无齿而形成角质喙；颈能伸缩。甲由真皮形成的骨板组成，骨板外被鳞甲，也称角板；背面鳞甲棕褐色，顶鳞甲后端宽于前端；中央为5枚脊鳞甲，两侧各有4枚肋鳞甲，缘鳞甲每侧11，肛鳞甲2。腹面鳞甲12，淡黄色。背腹鳞甲在体侧相连。尾短而尖细。四肢较扁平，指、趾间具蹼，后肢第5趾无爪，余皆有爪。多群居，常栖息在川泽湖池中，肉食性，常以蠕虫及小鱼等为食。生活力很强，数月断食，可以不死。

生境分布　生长于江河、水库、池塘、湖泊及其他水域。分布于河北、河南、江苏、山东、安徽、广东、广西、湖北、四川、陕西、云南等地。

采收加工　全年均可捕捉，以秋、冬两季为多，捕捉后杀死，或用沸水烫死，剥取背甲及腹甲，除去残肉，晒干。

性味归经　咸、甘，微寒。归肝、肾、心经。

功能主治　滋阴潜阳，益肾强骨，养血补心，固经止崩。用于阴虚潮热，骨蒸盗汗，头晕目眩，虚风内动，筋骨痿软，心虚健忘，崩漏经多。

用量用法　9～24克，煎服，宜先煎；或入丸、散，熬膏服。

使用注意　脾胃虚寒者及孕妇不宜用。

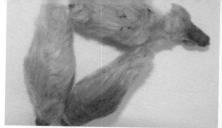
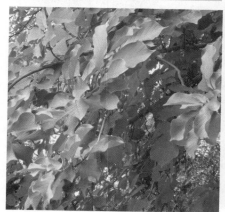
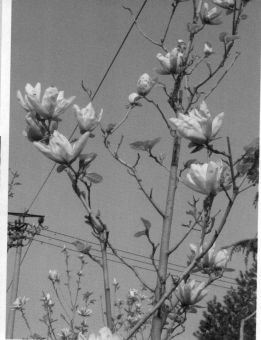

辛夷

【别名】木栏、桂栏、杜兰、木兰、紫玉兰、毛辛夷、辛夷桃。

来　　源　本品为木兰科植物望春花 *Magnolia biondii* Pamp.、玉兰 *Magnolia denudata* Desr. 或武当玉兰 *Magnolia sprengeri* Pamp.的干燥花蕾。

形态特征　望春花为落叶乔木，干直立，小枝除枝梢外均无毛；芽卵形，密被淡黄色柔毛。单叶互生，具短柄；叶片长圆状披针形或卵状披针形，长10～18厘米，宽3.5～6.5厘米，先端渐尖，基部圆形或楔形，全缘，两面均无毛，幼时下面脉上有毛。花先叶开放，单生枝顶，直径6～8厘米，花萼线形，3枚；花瓣匙形，白色，6片，每3片排成1轮；雄蕊多数；心皮多数，分离。花期3～4月。

生境分布　生长于较温暖地区，野生较少。分布于河南、四川、安徽、浙江、陕西、湖北等地。

采收加工　冬末春初花未开放时采收，除去枝梗，阴干。

性味归经　辛，温。归肺、胃经。

功能主治　散风寒，通鼻窍。用于风寒头痛，鼻塞流涕，鼻鼽，鼻渊。

用量用法　3～10克，煎服（内服煎剂煎煮时应用纱布将本品包裹）。外用适量。

使用注意　阴虚火旺者忌服。

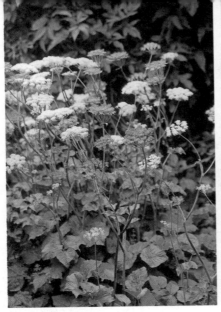
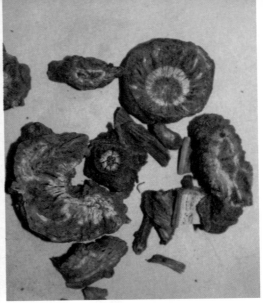

羌活

【别名】羌青、羌滑、黑药、护羌使者、胡王使者、退风使者。

来　源　本品为伞形科植物羌活 *Notopterygium incisum* Ting ex H. T. Chang 或宽叶羌活 *Notopterygium franchetii* H.de Boiss.的干燥根茎和根。

形态特征　羌活为多年生草本，高60～150厘米。茎直立，淡紫色，有纵沟纹。基生叶及茎下部叶具柄，基部两侧呈膜质鞘状，叶为2～3回羽状复叶，小叶3～4对，卵状披针形，小叶2回羽状分裂至深裂，最下一对小叶具柄；茎上部的叶近无柄，叶片薄，无毛。复伞形花序，伞幅10～15；小伞形花序有花20～30，花小，白色。双悬果长圆形，主棱均扩展成翅。花期7月，果期8～9月。

生境分布　生长于海拔2600～3500米的高山、高原之林下、灌木丛、林缘、草甸。分布于四川、甘肃、青海、云南等地。

采收加工　春、秋两季采挖，除去茎叶、细根、泥土，晒干或烘干。

性味归经　辛、苦，温。归膀胱、肾经。

功能主治　解表散寒，祛风除湿，止痛。用于风寒感冒，头痛项强，风湿痹痛，肩背酸痛。

用量用法　3～10克，煎服。

使用注意　本品气味浓烈，温燥性强，易耗阴血，故表虚汗出、阴虚外感、血虚痹痛者慎用。过量应用易致呕吐，脾胃虚弱者不宜用。

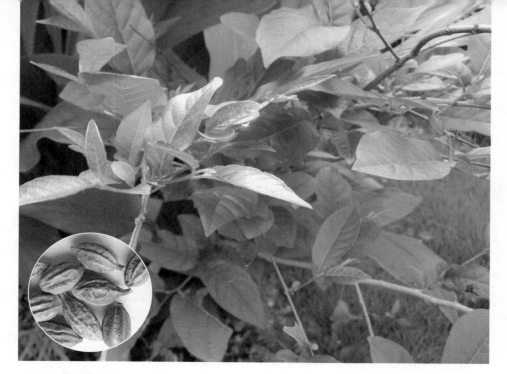

诃子

【别名】诃黎、诃梨、诃黎勒、随风子。

来　　源　本品为使君子科植物诃子 *Terminalia chebula* Retz. 的成熟果实。

形态特征　落叶乔木，新枝绿色，被褐色短柔毛。单叶互生或近对生，革质，椭圆形或卵形，全缘，叶基两边各有1枚腺体。圆锥花序顶生，由数个穗状花序组成；花小，两性，无柄，淡黄色，萼杯状。核果，倒卵形或椭圆形，无毛，干时有5纵棱，呈黑褐色。花期5月，果期7～9月。

生境分布　生长于疏林中或阳坡林缘。分布于云南、广东、广西等地。

采收加工　秋末冬初果实成熟时采摘，将诃子掏净，晒干。生用或炒用。

性味归经　苦、酸、涩，平。归肺、大肠经。

功能主治　涩肠止泻，敛肺止咳，降火利咽。用于久泻久痢，便血脱肛，肺虚喘咳，久咳不止，咽痛音哑。

用量用法　3～10克，煎服。

使用注意　咳嗽、泻痢初起者不宜用。

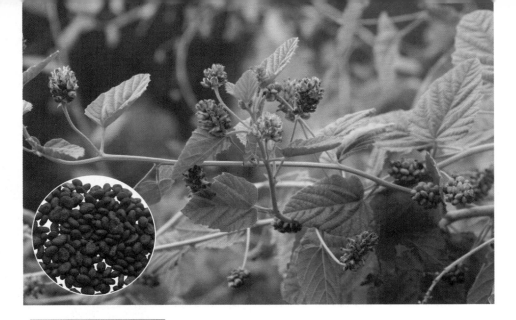

补骨脂

【别名】骨脂、故子、故纸、故脂子、破故脂、破故纸、破骨子。

来　　源　本品为豆科植物补骨脂 *Psoralea corylifolia* L. 的干燥成熟果实。

形态特征　一年生草本，高60～150厘米，全株有白色毛及黑褐色腺点。茎直立。叶互生，多为单叶，仅枝端的叶有时侧生1枚小叶；叶片阔卵形至三角状卵形，先端钝或圆，基部圆或心形，边缘有不整齐的锯齿。花多数，密集成近头状的总状花序，腋生；花冠蝶形，淡紫色或白色。荚果近椭圆形，果皮黑色，与种子粘贴。花、果期7～10月。

生境分布　生长于山坡、溪边、田边。主要分布于河南、四川，陕西、山西、江西、安徽、广东、贵州等地也有分布。

采收加工　秋季果实成熟时采收，晒干。

性味归经　辛、苦，温。归肾、脾经。

功能主治　温肾助阳，纳气平喘，温脾止泻；外用消风祛斑。用于肾阳不足，阳痿遗精，遗尿尿频，腰膝冷痛，肾虚作喘，五更泄泻；外用治白癜风，斑秃。

用量用法　6～10克，煎服；或入丸、散。外用适量，20%～30%酊剂涂患处。

使用注意　本品温燥，伤阴助火，故阴虚火旺、大便秘结者不宜用。外用治白癜风，在局部用药后应照射日光5～10分钟，弱光可照20分钟，紫外线可照2～5分钟，之后洗去药液，以防起泡。可连续使用数月。如发生红斑、水泡，应暂停用药，待恢复后可继续使用。

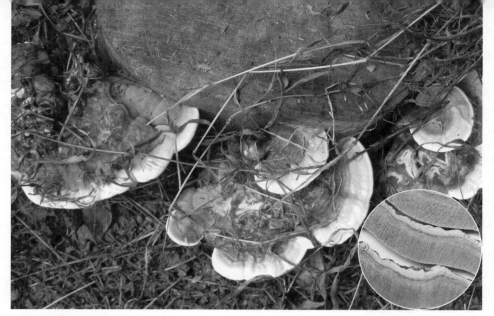

灵芝

【别名】赤芝、红芝、木灵芝、菌灵芝、万年蕈、灵芝草。

来　　源　本品为多孔菌科真菌赤芝 *Ganoderma lucidum* (Leyss.ex Fr.) Karst. 或紫芝 *Ganodrma sinense* Zhao, Xu et Zhang 的干燥子实体。

形态特征　大多为一年生，少数为多年生。菌盖的质地为革质、木质或木栓质，其大小差异甚大。子实体最大的是树舌，直径可达1米以上；最小的灵芝子实体直径只有2～3厘米。菌盖形状有圆形、半圆形、马蹄形、漏斗形数种，表面有或无光泽，有或无辐射状皱纹与环带。菌肉木材色、浅白色或褐色。子实体腹面有菌管，每毫米有菌管4～6。管孔内着生孢子，孢子卵形、壶形或椭圆形，孢子壁双层。菌丝在斜面培养基上呈贴生，生长后期表面菌丝纤维化，呈浅棕色或灰褐色。

生境分布　全国大部分地区有栽培，以江西庐山产者最为出名。

采收加工　全年采收，除去杂质，剪除附有朽木、泥沙或培养基质的下端菌柄，阴干或在40～50℃下烘干。

性味归经　甘，平。归心、肺、肝、肾经。

功能主治　补气安神，止咳平喘。用于心神不宁，失眠心悸，肺虚咳喘，虚劳短气，不思饮食。

用量用法　6～12克，煎服。

使用注意　无。

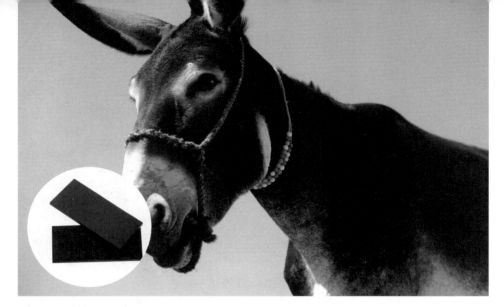

阿胶

【别名】驴皮胶、傅致胶、盆覆胶。

来　　源　本品为马科动物驴 *Equus asinus* L. 的皮经煎煮，浓缩而制成的固体胶。

形态特征　驴为我国的主要役用家畜之一，一般体重200千克左右。头大，眼圆，耳长。面部平直，头颈高扬，颈部较宽厚，肌肉结实，鬣毛稀少。四肢粗短，蹄质坚硬。尾基部粗而末梢细。体形呈横的长方形。毛色有黑色、栗色、灰色三种。毛厚而短。全身背部及四肢外侧、面颊部如同身色，唯颈背部有一条短的深色横纹。咀部有明显的白色咀圈。耳郭背面如同身色，内面色较浅，尖端色较深，几呈黑褐色。腹部及四肢内侧均为白色。

生境分布　主要分布于山东的东阿县。浙江、上海、北京、天津及湖北武汉、辽宁沈阳、河南禹州等地也产。

采收加工　将驴皮漂泡，去毛，切成小块，再漂泡洗净，分次水煎，滤过，合并滤液，用小火浓缩（或加适量黄酒、冰糖、豆油）至稠膏状，冷凝切块，阴干。

性味归经　甘，平。归肺、肝、肾经。

功能主治　补血滋阴，润燥，止血。用于血虚萎黄，眩晕心悸，肌痿无力，心烦不眠，虚风内动，肺燥咳嗽，劳嗽咯血，吐血尿血，便血崩漏，妊娠胎漏。

用量用法　3～9克，烊化兑服。

使用注意　脾胃虚弱、食少便溏者不宜用。

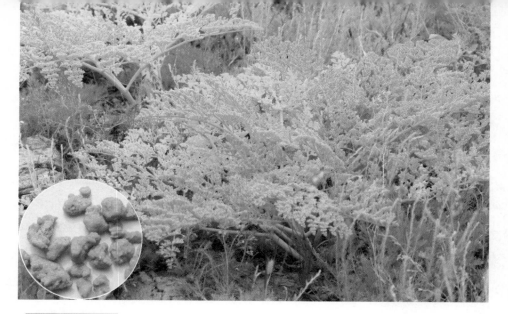

阿魏

【别名】阿虞、薰渠、哈昔尼。

来　源　本品为伞形科植物新疆阿魏 *Ferula sinkiangensis* K. M. Shen 或阜康阿魏 *Ferula fukanensis* K. M. Shen 的树脂。

形态特征　多年生草本，初生时只有根生叶，至第5年始抽花茎；花茎粗壮，高达2米，具纵纹。叶近肉质，早落，近基部叶为3～4回羽状复叶，长达50厘米，叶柄基部略膨大；最终裂片长方披针形或椭圆披针形，灰绿色，下面常有毛。花单性或两性，复伞形花序，中央花序有伞梗20～30枝，每枝又有小伞梗多枝；两性花与单性花各成单独花序或两性花序中央着生1个雌花序，两性花黄色。双悬果背扁，卵形、长卵形或近方形，背面有毛，棕色。花期3月，果期4月。

生境分布　生长于多沙地带。产于我国新疆。

采收加工　春末夏初盛花期至初果期，分次由茎上部往下斜割，收集渗出的乳状树脂，阴干。

性味归经　苦、辛，温。归脾、胃经。

功能主治　消积开胃，祛痰除湿，杀虫。本品辛能行滞，苦能燥湿，温可散寒。用于内食积滞，瘀血癥瘕，腹中痞块，虫积腹痛。

用量用法　1～1.5克，或入丸、散。外用适量。

使用注意　脾胃虚弱者及孕妇忌服。

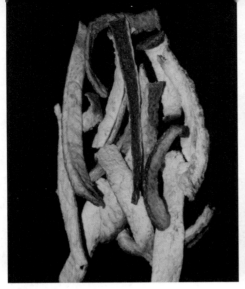
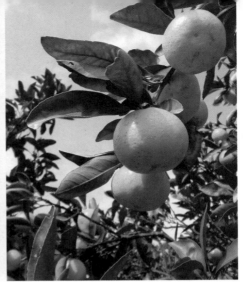

陈皮

【别名】橘皮、贵老、柑皮、红皮、黄橘皮、广橘皮、新会皮、广陈皮。

来　　源　本品为芸香科植物橘 *Citrus reticulata* Blanco 及其栽培变种的干燥成熟果皮。

形态特征　常绿小乔木，高约3米。小枝柔弱，通常有刺。叶互生，叶柄细长，翅不明显；叶片革质，披针形或卵状披针形，长5.5～8厘米，宽2.5～4厘米，先端渐尖，基部楔形，全缘或有钝齿，上面深绿色，下面淡绿色，中脉稍突起。春季开黄、白色花，单生或簇生叶腋，芳香；萼片5，花瓣5；雄蕊18～24，花丝常3～5枚合生；子房9～15室。柑果扁圆形或圆形，直径5～7厘米，橙黄色或淡红色，果皮疏松，肉瓤极易分离；种子卵形，白黄色，先端有短嘴状突起。花期4～5月，果期10～12月。

生境分布　栽培于丘陵、低山地带、江河湖泊沿岸或平原。分布于广东、福建、四川、重庆、浙江、江西、湖南等地，其中以广东新会、四会、广州近郊产者质佳，以四川、重庆等地产量大。

采收加工　采摘成熟果实，剥取果皮，晒干或低温干燥。药材分为"陈皮"和"广陈皮"。

性味归经　苦、辛，温。归肺、脾经。

功能主治　理气健脾，燥湿化痰。用于脘腹胀满，食少吐泻，咳嗽痰多。

用量用法　3～10克，煎服。

使用注意　气虚体燥、阴虚燥咳、吐血及内有实热者慎服。

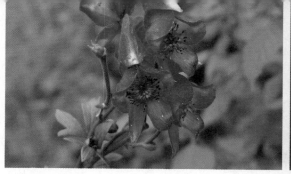
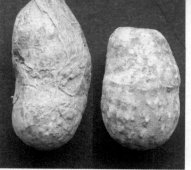

附子

【别名】侧子、刁附、虎掌、漏篮子、黑附子、明附片、川附子、熟白附子。

来　源　本品为毛茛科植物乌头 *Aconitum carmichaelii* Debx. 的子根的加工品。

形态特征　多年生草本，高60～150厘米。主根纺锤形至倒卵形，中央为母根，周围数个子根（附子）。叶片五角形，3全裂，中央裂片菱形，两侧裂片再2深裂。总状圆锥花序狭长，密生反曲的微柔毛；萼片5，蓝紫色（花瓣状），上裂片高盔形，侧萼片近圆形；花瓣退化，其中2枚变成蜜叶，紧贴盔片下有长爪，距部扭曲；雄蕊多数分离，心皮3～5，通常有微柔毛。蓇葖果，种子有膜质翅。花期6～7月，果期7～8月。

生境分布　生长于山地草坡或灌木丛中。分布于四川、湖北、湖南等地。

采收加工　6月下旬至8月上旬采挖，除去母根、须根及泥沙，习称"泥附子"，加工成下列品种：选择个大、均匀的泥附子，洗净，浸入食用胆巴的水溶液中，过夜，再加食盐继续浸泡，每日取出晒晾，并逐渐延长晒晾时间，直到附子表面出现大量结晶盐粒（盐霜）、体质变硬为止，习称"盐附子"。取泥附子，按大小分别洗净，浸入食用胆巴的水溶液中数日，连同浸液煮至透心，捞出，水漂，纵切成约0.5厘米的厚片，再加水浸漂，用调色液使附片染成浓茶色，取出，蒸到出现油面、光泽后，烘至半干，再晒干或继续烘干，习称"黑附片"。选择大小均匀的泥附子，洗净，浸入食用胆巴的水溶液中数日，连同浸液煮至透心，捞出，剥去外皮，纵切成约0.3厘米的薄片，用水浸漂，取出，蒸透，晒至半干，以硫黄熏后晒干，习称"白附片"。

性味归经　辛、甘，大热；有毒。归心、肾、脾经。

功能主治　回阳救逆，补火助阳，散寒止痛。用于亡阳虚脱，肢冷脉微，心阳不足，胸痹心痛，虚寒吐泻，脘腹冷痛，肾阳虚衰，阳痿宫冷，阴寒水肿，阳虚外感，寒湿痹痛。

用量用法　3～15克，煎服，宜先煎0.5～1小时，至口尝无麻辣感为度。

使用注意　本品辛热燥烈，阴虚阳亢者及孕妇忌用。反半夏、瓜蒌、贝母、白蔹、白及。因有毒，内服须经炮制。若内服过量，或煮煎方法不当，可引起中毒。

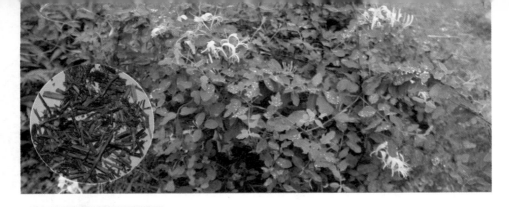

忍冬藤

【别名】忍冬、银花藤、金银藤、金钗股、金银花藤。

来　　源　本品为忍冬科植物忍冬 *Lonicera japonica* Thunb. 的干燥茎枝。

形态特征　多年生半常绿缠绕木质藤本，长达9米。茎中空，多分枝，幼枝密被短柔毛和腺毛。叶对生；叶柄长4～10厘米，密被短柔毛；叶纸质，叶片卵形、长卵圆形或卵状披针形，长2.5～8厘米，宽1～5.5厘米，先端短尖、渐尖或钝圆，基部圆形或近心形，全缘，两面和边缘均被短柔毛。花成对腋生，花梗密被短柔毛和腺毛；总花梗通常单生于小枝上部叶腋，与叶柄等长或稍短，生长于下部者长2～4厘米，密被短柔毛和腺毛；苞片2，叶状，广卵形或椭圆形，长约3.5毫米，被毛或近无毛；小苞片长约1毫米，被短毛及腺毛；花萼短小，萼筒长约2毫米，无毛，5齿裂，裂片卵状三角形或长三角形，先端尖，外面和边缘密被毛；花冠唇形，长3～5厘米，上唇4浅裂，花冠筒细长，外面被短毛和腺毛，上唇4裂片先端钝形，下唇带状而反曲，花初开时为白色，2～3天后变金黄色；雄蕊5，着生于花冠内面筒口附近，伸出花冠外；雌蕊1，子房下位，花柱细长，伸出。浆果球形，直径6～7毫米，成熟时蓝黑色，有光泽。花期4～7月，果期6～11月。

生境分布　生长于山野中，亦有栽培。分布于辽宁、河北、河南、山东、安徽、江苏、浙江、福建、广东、广西、江西、湖南、湖北、四川、贵州、云南、陕西、甘肃等地。

采收加工　秋、冬两季采割，晒干。

性味归经　甘，寒。归肺、胃经。

功能主治　清热解毒，疏风通络。用于温病发热，热毒血痢，痈肿疮疡，风湿热痹，关节红肿热痛。

用量用法　9～30克，煎服。

使用注意　无。

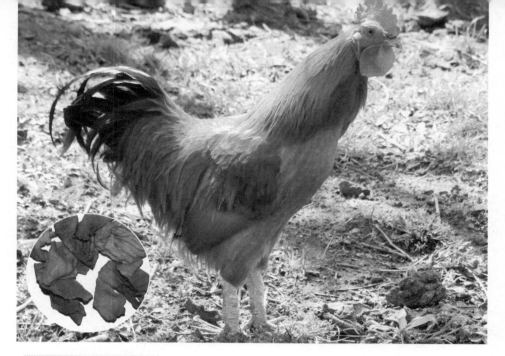

鸡内金

【别名】鸡肫、鸡胗、鸡肫皮、鸡黄皮。

来　　源　本品为雉科动物鸡 *Gallus gallus domesticus* Brisson 的干燥沙囊的角质内壁。

形态特征　鸡嘴短而坚，略呈圆锥状，上嘴稍弯曲。鼻孔裂状，被鸡内金有鳞状瓣。眼有瞬膜。头上有肉冠，喉部两侧有肉垂，通常呈褐红色；肉冠以雄者为高大，雌者为低小；肉垂也以雄者为大。翼短；羽色雌、雄不同，雄者羽色较美，有长而鲜丽的尾羽；雌者尾羽甚短。足健壮，跗、跖及趾均被鳞板；趾4，前3趾，后1趾，后趾短小，尾略高，雄者跗跖部后方有距。

生境分布　各地均产。

采收加工　将鸡杀死后，立即剥下鸡肫内壁，洗净，干燥。

性味归经　甘，平。归脾、胃、小肠、膀胱经。

功能主治　健脾消食，固精止遗，通淋化石。用于食积不消，呕吐泻痢，小儿疳积，遗尿，遗精，石淋涩痛，胆胀胁痛。

用量用法　3～10克，水煎服；研末1.5～3克，研末冲服比煎剂效果好。

使用注意　脾虚无积滞者慎用。

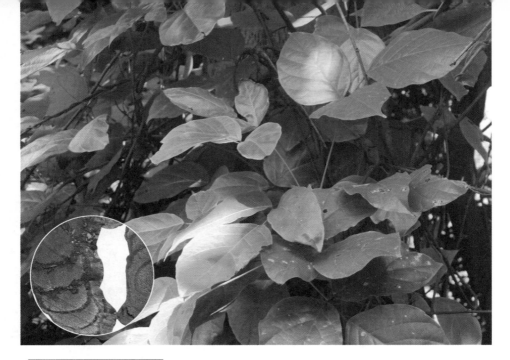

鸡血藤

【别名】红藤、活血藤、大血藤、血风藤、猪血藤、血龙藤。

来　源　本品为豆科植物密花豆 *Spatholobus suberectus* Dunn 的干燥藤茎。

形态特征　木质大藤本，长达数十米，老茎扁圆柱形，稍扭转。3出复叶互生，有长柄，小叶宽卵形，先端短尾尖，基部圆形或浅心形，背脉腋间常有黄色簇毛，小托叶针状。大型圆锥花序生枝顶叶腋；花近无柄，单生或2～3朵簇生于花序轴的节上，呈穗状，花萼肉质筒状，被白毛，蝶形花冠白色，肉质。荚果扁平，刀状，长8～10.5厘米，宽2.5～3厘米。花期6月，果期11～12月。

生境分布　生长于灌木丛中或山野间。分布于广西、广东、江西、福建、云南、四川等地。

采收加工　秋、冬两季采收，除去枝叶，切片，晒干。

性味归经　苦、甘，温。归肝、肾经。

功能主治　活血补血，调经止痛，舒筋活络。用于月经不调，痛经，经闭，风湿痹痛，麻木瘫痪，血虚萎黄。

用量用法　9～15克，煎服，大剂量可用至30克；或浸酒服；或熬成膏服。

使用注意　月经过多者慎用。

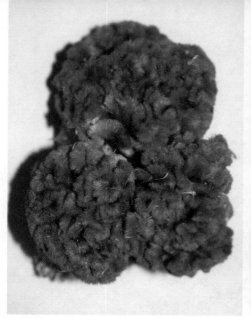 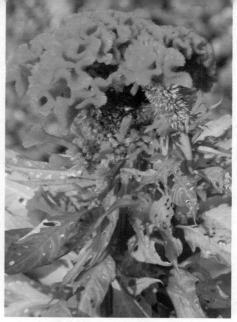

鸡冠花

【别名】鸡髻花、鸡公花、鸡角根、红鸡冠、老来红、大头鸡冠、凤尾鸡冠。

来　　源　本品为苋科植物鸡冠花 *Celosia cristata* L. 的干燥花序。

形态特征　一年生草本，植株有高型、中型、矮型三种，高2～3米，矮型的只有30厘米高。茎红色或青白色。叶互生，有柄，长卵形或卵状披针形，有深红、翠绿、黄绿、红绿等多种颜色。花聚生于顶部，形似鸡冠，扁平而厚软，长在植株上呈倒扫帚状；花色也丰富多彩，有紫色、橙黄、白、红黄相杂等色。种子细小，呈紫黑色，藏于花冠茸毛内。花、果期7～9月。

生境分布　生长于一般土壤，喜温暖干燥气候，怕干旱，喜阳光，不耐涝。全国大部分地区均有栽培。

采收加工　8～9月间花序充分长大并有部分果实成熟时，剪下花序，晒干，生用。

性味归经　甘、涩，凉。归肝、大肠经。

功能主治　收敛止血，止带，止痢。用于吐血，崩漏，便血，痔血，赤白带下，久痢不止。

用量用法　6～12克，煎服。

使用注意　本品为凉性的止泻痢、止血之品，故用于赤白下痢，痔漏下血，咯血，吐血，崩漏出血兼有热象者最为适宜。

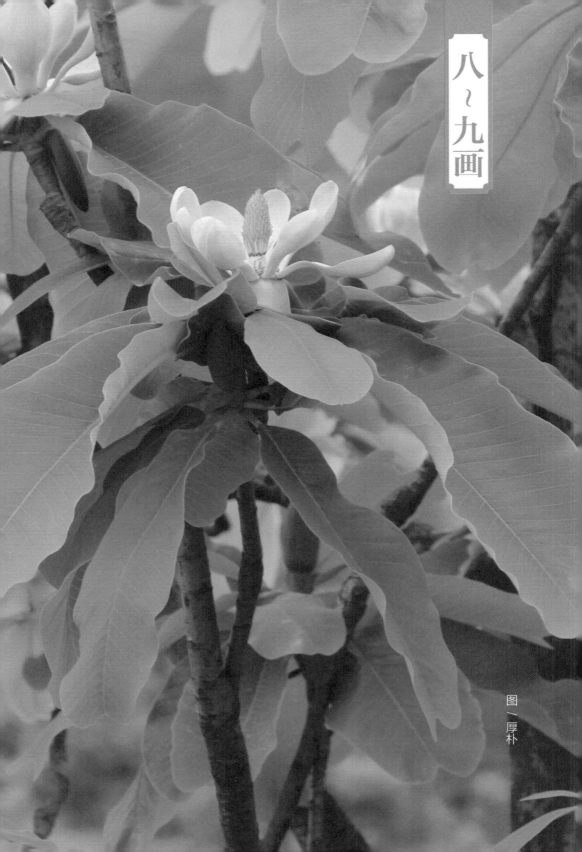

图一厚朴

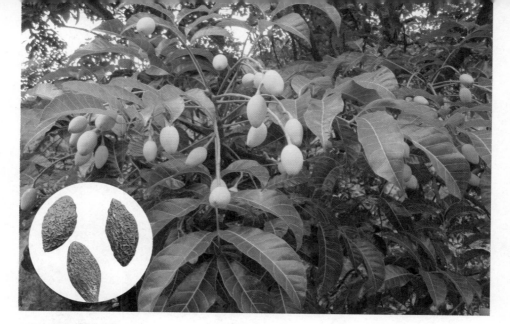

青果

【别名】橄榄、黄榄、白榄。

来　　源　本品为橄榄科植物橄榄 *Canarium album* Raeusch. 的干燥成熟果实。

形态特征　常绿乔木，高10～20米，有胶黏性芳香的树脂；树皮淡灰色，平滑，幼枝、叶柄及叶轮均被极短的柔毛，有皮孔。奇数羽状复叶互生，长15～30厘米；小叶11～15，长圆状披针形，长6～15厘米，宽2.5～5厘米，先端渐尖，基部偏斜，全缘，秃净，网脉两面均明显，下面网脉上有小窝点，略粗糙。圆锥花序顶生或腋生，与叶等长或略短；萼杯状，3浅裂，稀5裂；花瓣3～5，白色，芳香，长约为萼的2倍；雄蕊6，插生于环状花盘外侧；雌蕊1，子房上位。核果卵形，长约3厘米，初时黄绿色，后变黄白色，两端锐尖。花期5～7月，果期8～10月。

生境分布　生长于低海拔的杂木林中，有栽培。主要分布于福建、广东（多属乌榄），广西、四川、云南、浙江南部、台湾等地也有分布。

采收加工　秋季果实成熟时采收，干燥。

性味归经　甘、酸，平。归肺、胃经。

功能主治　清热解毒，利咽生津。用于咽喉肿痛，咳嗽痰黏，烦热口渴，鱼蟹中毒。

用量用法　5～10克，煎服。

使用注意　无。

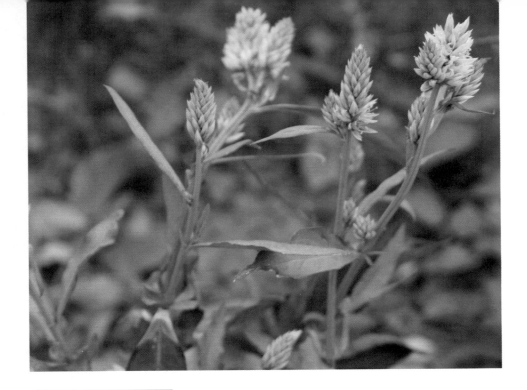

青葙子

【别名】鸡冠苋、狼尾花、狗尾巴子、野鸡冠花、牛尾花子、大尾鸡冠花。

来　　源　本品为苋科植物青葙 *Celosia argentea* L. 的干燥成熟种子。

形态特征　一年生草本，高达1米。茎直立，绿色或带红紫色，有纵条纹。叶互生，披针形或椭圆状披针形，长5～9厘米，宽1～3厘米。穗状花序顶生或腋生；苞片、小苞片和花被片干膜质，淡红色，后变白色，苞片3；花被片5；雄蕊5，花丝下部合生呈杯状；子房上位，柱头2裂。胞果卵形，盖裂。种子扁圆形，黑色，有光泽。花期5～7月，果期8～9月。

生境分布　生长于平原或山坡；有栽培。分布几遍全国。

采收加工　秋季果实成熟时采割植株或摘取果穗，晒干，收集种子，除去杂质。

性味归经　苦，微寒。归肝经。

功能主治　清肝泻火，明目退翳。用于肝热目赤，目生翳膜，视物昏花，肝火眩晕。

用量用法　9～15克，煎服。

使用注意　本品有扩散瞳孔作用，青光眼患者禁用。

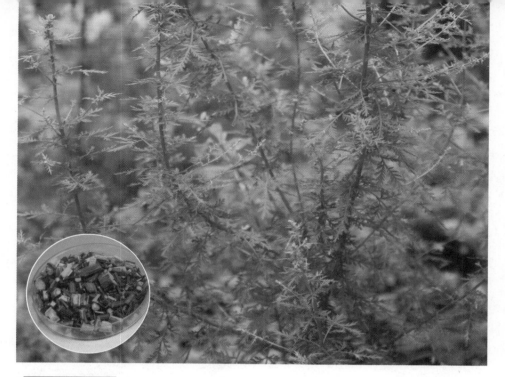

青蒿

【别名】草蒿、廪蒿、邪蒿、香蒿、苹蒿、黑蒿、茵陈蒿。

来　　源　本品为菊科植物黄花蒿 *Artemisia annua* L. 的干燥地上部分。

形态特征　一年生草本。茎直立，多分枝。叶对生，基生及茎下部的叶花期枯萎，上部叶逐渐变小，呈线形，叶片通常3回羽状深裂，上面无毛或微被稀疏细毛，下面被细柔毛及丁字毛，基部略扩大而抱茎。头状花序小，球形，极多，排列成大的圆锥花序，总苞球形，苞片2～3层，无毛，小花均为管状，黄色，边缘小花雌性，中央为两性花。瘦果椭圆形。花、果期8～11月。

生境分布　生长于林缘、山坡、荒地。分布于全国各地。

采收加工　夏、秋两季采收，阴干或晒干，切段生用。也可鲜用。

性味归经　苦、辛，寒。归肝、胆经。

功能主治　清虚热，除骨蒸，解暑热，截疟，退黄。用于温邪伤阴，夜热早凉，阴虚发热，骨蒸劳热，暑邪发热，疟疾寒热，湿热黄疸。

用量用法　6～12克，煎服；或鲜用绞汁。

使用注意　不宜久煎。脾胃虚弱、肠滑泄泻者忌用。

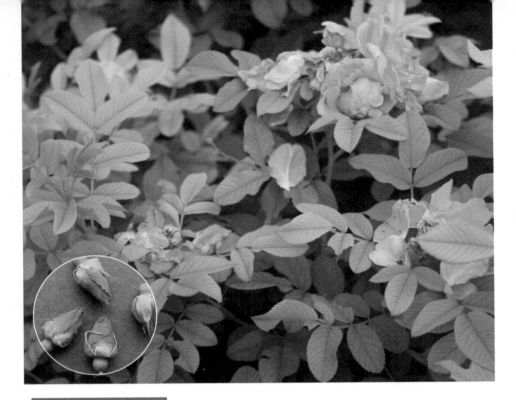

玫瑰花

【别名】刺客、徘徊花、穿心玫瑰。

来　　源　本品为蔷薇科植物玫瑰 *Rosa rugosa* Thunb. 的花蕾。

形态特征　直立灌木。茎丛生，有茎刺。单数羽状复叶互生，椭圆形或椭圆状倒卵形，先端急尖或圆钝；叶柄和叶轴有茸毛，疏生小茎刺和刺毛。花单生于叶腋或数朵聚生；苞片卵形，边缘有腺毛；花冠鲜艳，紫红色，芳香。花期5～6月，果期8～9月。

生境分布　均为栽培。分布于江苏、浙江、福建、山东、四川等地。

采收加工　春末夏初花将要开放时分批采摘，及时低温干燥。

性味归经　甘、微苦，温。归肝、脾经。

功能主治　行气解郁，活血止痛。本品甘缓苦泄温通，芳香走散，能疏解肝郁，缓和肝气，醒脾和胃，活血散瘀以止痛，故有行气解郁、活血止痛之功。用于肝胃气痛，食少呕恶，月经不调，跌扑伤痛。

用量用法　3～6克，煎服。

使用注意　阴虚火旺者慎服。

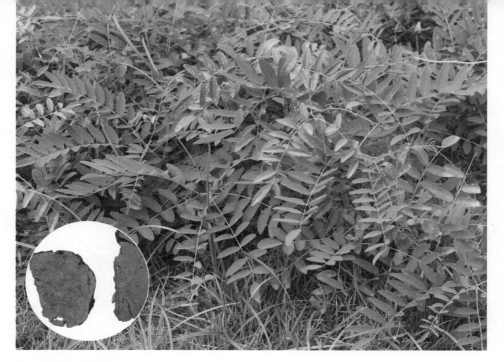

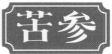

【别名】苦骨、地参、川参、牛参、地骨、凤凰爪、野槐根、山槐根。

来　　源　本品为豆科植物苦参 *Sophora flavescens* Ait. 的根。

形态特征　落叶灌木，高0.5～1.5米。叶为奇数羽状复叶，托叶线形，小叶片长椭圆形或长椭圆状披针形，长2～4.5毫米，宽0.8～2厘米，上面无毛，下面疏被柔毛。总状花序顶生，花冠蝶形，淡黄色，雄蕊10，离生，仅基部联合，子房被毛。荚果线形，于种子间缢缩，呈念珠状，熟后不开裂。花期6～8月，果期7～10月。

生境分布　生长于沙地或向阳山坡草丛中及溪沟边。我国各地均有分布。

采收加工　春、秋两季采收，除去芦头、须根，洗净，切片，晒干生用。

性味归经　苦，寒。归心、肝、胃、大肠、膀胱经。

功能主治　清热燥湿，杀虫利尿。本品苦寒，其性沉降，归心、胃、膀胱经，可泻心胃之火，利膀胱湿热，故有清热燥湿、杀虫利尿之功。用于热痢，便血，黄疸尿闭，赤白带下，阴肿阴痒，湿疹，湿疮，皮肤瘙痒，疥癣麻风；外治滴虫性阴道炎。

用量用法　4.5～9克，煎服。外用适量。

使用注意　脾胃虚寒及阴虚津伤者忌用或慎用。反藜芦。

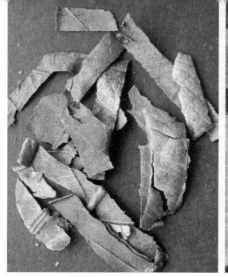
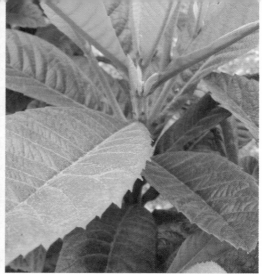

枇杷叶

【别名】杷叶、巴叶、芦桔叶。

来　　源　本品为蔷薇科植物枇杷 *Eriobotrya japonica* (Thunb.) Lindl. 的干燥叶。

形态特征　常绿小乔木，小枝密生锈色茸毛。叶互生，具短柄或近无柄；叶片长倒卵形至长椭圆形，革质，边缘上部有疏锯齿；表面多皱，深绿色，背面及叶柄密被锈色茸毛。圆锥花序顶生，长7～16厘米，具淡黄色茸毛；花芳香，萼片5，花瓣5，白色；雄蕊20；子房下位，柱头5，离生。梨果卵圆形、长圆形或扁圆形，黄色至橙黄色，果肉甜；种子棕褐色，有光泽，圆形或扁圆形。花期10～12月，果期为第二年的5～6月。

生境分布　常栽种于村边、平地或坡边。分布于广东、江苏、浙江、福建、湖北等南方各地，均为栽培。

采收加工　幼嫩叶片全年均可采收，一般多在4～5月间采叶，将叶采摘后，晒至七八成干时，扎成小把再晒干。

性味归经　苦，微寒。归肺、胃经。

功能主治　清肺止咳，降逆止呕。本品味苦、微寒，以清降为功，为清肃肺胃之品。故能上清肺热，肃降肺气以化痰止咳；中清胃腑之热，降胃气而止呕哕，除烦渴，具有清肺止咳、降逆止呕之效。用于肺热咳嗽，气逆喘急，胃热呕逆，烦热口渴。

用量用法　6～10克，煎服。枇杷叶背面茸毛甚多，应刷去毛用或用布包煎。化痰止咳宜炙用，和胃止呕宜生用或姜汁拌炒。

使用注意　本品清降苦泄，凡寒嗽及胃寒作呕者不宜用。

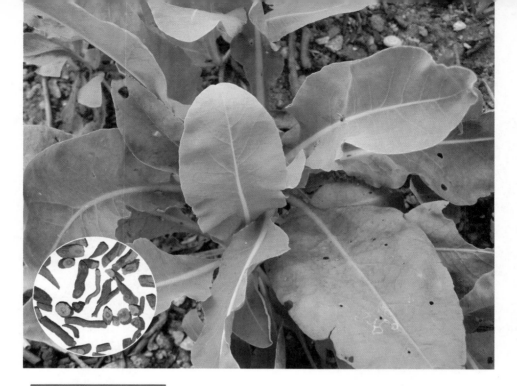

板蓝根

【别名】大靛、菘蓝、大蓝、马蓝、靛根、靛青根、蓝靛根、马蓝根。

来　　源　本品为十字花科植物菘蓝 *Isatis indigotica* Fort. 的干燥根。

形态特征　两年生草本。茎高40～90厘米，稍带粉霜。基生叶较大，具柄，叶片长椭圆形；茎生叶披针形，互生，无柄，先端钝尖，基部箭形，半抱茎。花序复总状；花小。黄色短角果长圆形，扁平有翅，下垂，紫色；种子1枚，椭圆形，褐色。花期4～5月，果期5～6月。

生境分布　生长于山地林缘较潮湿的地方；野生或栽培。分布于河北、江苏、安徽等地。

采收加工　秋季采挖，除去泥沙及残茎、须根，晒干。

性味归经　苦，寒。归心、胃经。

功能主治　清热解毒，凉血利咽。用于瘟疫时毒，发热咽痛，温毒发斑，痄腮，烂喉丹痧，大头瘟疫，丹毒，痈肿。

用量用法　9～15克，煎服。

使用注意　脾胃虚寒者忌用。

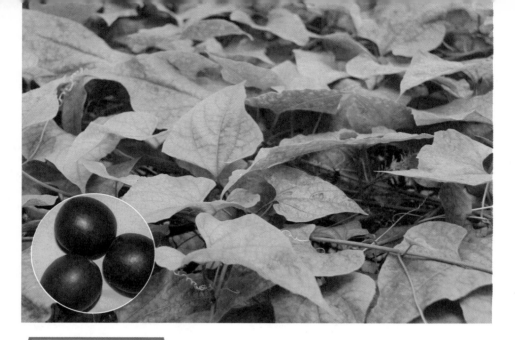

罗汉果

【别名】拉汗果、假苦瓜、金不换、罗汉表、裸龟巴、光果木鳖。

来　源　本品为葫芦科植物罗汉果 *Momordica grosvenori* Swingle. 的干燥果实。

形态特征　一年生草质藤本，长2～5米。根块状。茎纤细，具纵棱，暗紫色，被白色或黄色柔毛，卷须2分叉。叶互生，叶柄长2～7厘米，稍扭曲，被短柔毛；叶片心状卵形，膜质，先端急尖或渐尖，基部耳状心形，全缘，两面均被白色柔毛，背面尚有红棕色腺毛。花单性，雌雄异株；雄花腋生，数朵排成总状花序，长达12厘米，花萼漏斗状，被柔毛。种子淡黄色，扁长圆形，边缘具不规则缺刻，中央稍凹。花期5～7月，果期7～9月。

生境分布　生长于海拔300～500米的山区；有栽培。分布于广西地区，多为栽培品。

采收加工　8～9月间果实成熟时采摘，晾数日后，低温干燥或用火烘炕，经5～6日成为叩之有声的干燥果实，刷去表面茸毛即可。

性味归经　甘，凉。归肺、大肠经。

功能主治　清热润肺，利咽开音，滑肠通便。用于肺热燥咳，咽痛失音，肠燥便秘。

用量用法　9～15克，煎服；或泡水服用。

使用注意　脾胃虚寒者忌服。

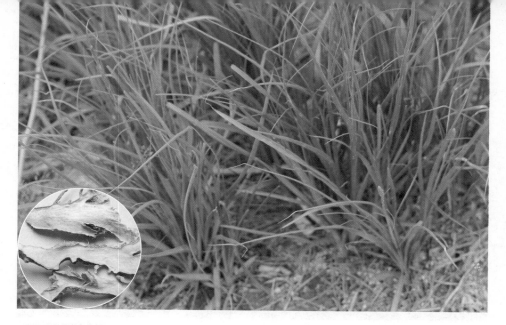

知母

【别名】地参、水须、淮知母、穿地龙。

来　　源　本品为百合科植物知母 *Anemarrhena asphodeloides* Bge. 的干燥根茎。

形态特征　多年生草本。根茎横走，密被膜质纤维状的老叶残基。叶丛生，线形，质硬。花茎直立，从叶丛中生出，其下散生鳞片状小苞片，2～3朵簇生于苞腋，呈长形穗状花序，花被长筒形，黄白色或紫堇色，有紫色条纹。蒴果长圆形，熟时3裂；种子黑色。花、果期6～9月。

生境分布　生长于山地、干燥丘陵或草原地带。分布于河北、山西及东北等地，以河北历县产者最佳。

采收加工　春、秋两季采挖。除去茎苗及须根，保留黄茸毛，晒干，为"毛知母"；鲜时剥去外皮晒干者，称"光知母"或"知母肉"。

性味归经　苦、甘，寒。归肺、胃、肾经。

功能主治　清热泻火，滋阴润燥。用于外感热病，高热烦渴，肺热燥咳，骨蒸潮热，内热消渴，肠燥便秘。

用量用法　6～12克，煎服。清热泻火宜生用，滋阴降火宜盐水炒用。

使用注意　本品性寒质润，有滑肠之弊，故脾虚便溏者不宜用。

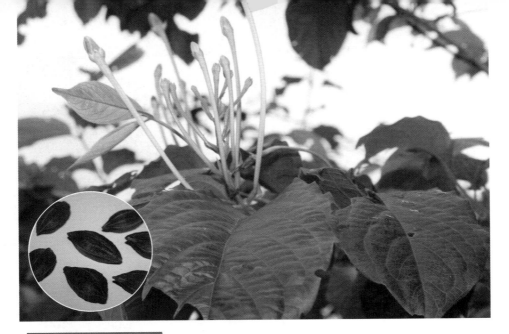

使君子

【别名】留求子、史君子、五棱子、索子果、冬均子、病柑子。

来　　源　本品为使君子科植物使君子 *Quisqualis indica* L. 的干燥成熟果实。

形态特征　攀缘状灌木，幼时各部有锈色短柔毛。叶对生，长椭圆形至椭圆状披针形，长5～15厘米，宽2～6厘米，叶成熟后两面的毛逐渐脱落；叶柄下部有关节，叶落后关节下部宿存，坚硬如刺。穗状花顶生，芳香，两性；萼筒延长成管状。果实橄榄状，有5棱。花期5～9月，果期6～10月。

生境分布　生长于山坡、平地、路旁等向阳灌木丛中，也有栽培。分布于四川、广东、广西、云南等地。

采收加工　秋季果皮变紫黑色时采收。晒干，去壳，取种仁生用或炒香用。

性味归经　甘，温。归脾、胃经。

功能主治　驱虫消积。用于蛔虫病，蛲虫病，虫积腹痛，小儿疳积。

用量用法　9～12克，煎服；炒香嚼服，6～9克。小儿每日1～1.5粒，总量不超过20粒。空腹服用，每日1次，连用3日。

使用注意　大量服用可致呃逆、眩晕、呕吐、腹泻等反应。若与热茶同服，也能引起呃逆、腹泻，故服用时忌饮茶。若致呃逆，一般停药后即可缓解，必要时对证处理。或口服丁香水液、口嚼生甘草等。

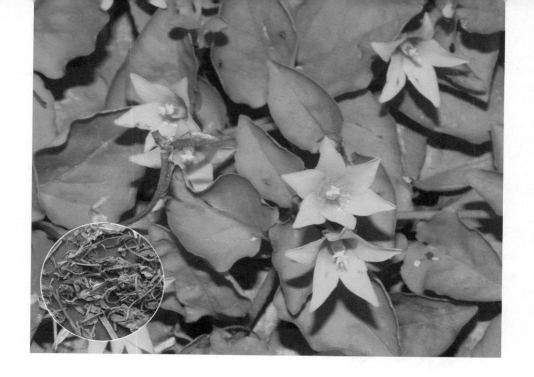

金钱草

【别名】对座草、过路黄、对叶金钱草、大叶金钱草。

来　　源　本品为报春花科植物过路黄 *Lysimachia christinae* Hance 的干燥全草。

形态特征　多年生草本，无毛或微被毛。茎细长，绿色或带紫红色，匍匐地面生长。叶片、花萼、花冠及果实均具点状及条纹状的黑色腺体。单叶对生，叶片心脏形或卵形，全缘，仅主脉明显；叶单生于叶腋。花梗长达叶端，萼片线状披针形，花冠长约为萼片的2倍，黄色。蒴果球形，种子边缘稍具膜翅。花期5～7月，果期7～10月。

生境分布　生长于山坡路旁、沟边以及林缘阴湿处。江南各地均有分布。

采收加工　夏、秋两季采收，除去杂质，晒干。

性味归经　甘、咸，微寒。归肝、胆、肾、膀胱经。

功能主治　除湿退黄，利尿通淋，解毒消肿。用于湿热黄疸，胆胀胁痛，石淋，热淋，小便涩痛，痈肿疔疮，蛇虫咬伤。

用量用法　15～60克，煎服；鲜品加倍。外用适量。

使用注意　凡阴疽诸毒、脾虚泄泻者，忌捣汁生用。

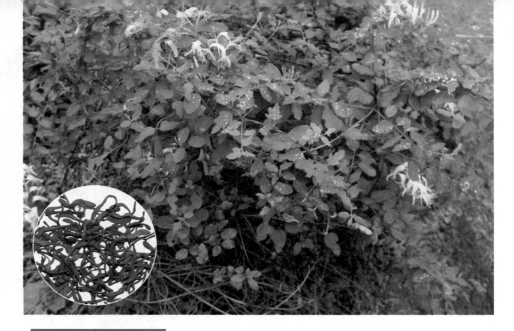

金银花

来　　源　本品为忍冬科植物忍冬 *Lonicera japonica* Thunb. 的干燥花蕾或初开的花。

形态特征　半常绿缠绕性藤本，全株密被短柔毛。叶对生，卵圆形至长卵形，常绿。花成对腋生，花冠二唇形，初开时呈白色，二三日后转变为黄色，所以称为金银花，外被柔毛及腺毛；花蕾呈棒状略弯曲，长1.5～3.5厘米，表面黄色至浅黄棕色，被短柔毛；花冠筒状，稍开裂，内有雄蕊5，雌蕊1。浆果球形，成熟时呈黑色。花期4～6月（秋季亦常开花），果期10～11月。

生境分布　生长于路旁、山坡灌木丛或疏林中。我国南北各地均有分布，以山东产量大，河南新密产者质佳。

采收加工　夏初当花苞未发时采摘，阴干，或用硫黄熏后干燥。生用、炒用或制成露剂使用。

性味归经　甘，寒。归肺、心、胃经。

功能主治　清热解毒，疏散风热。凉血止血。用于痈肿疔疮，喉痹，丹毒，热毒血痢，风热感冒，温病发热。

用量用法　6～12克，煎服。外用适量。清热解毒宜生用，凉血止痢宜炒炭用。

使用注意　脾胃虚寒及气虚疮疡脓清者忌用。

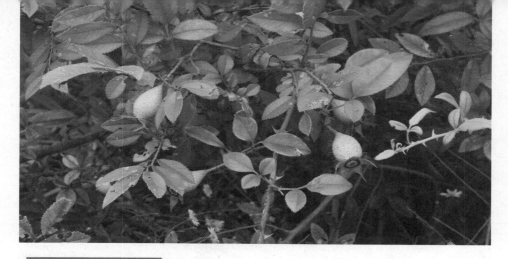

金樱子

【别名】刺榆子、野石榴、山石榴、刺梨子。

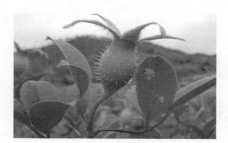

来　　源　本品为蔷薇科植物金樱子 *Rosa laevigata* Michx. 的成熟假果或除去瘦果的成熟花托。

形态特征　常绿攀缘状灌木。茎红褐色，有钩状皮刺。3出复叶互生，小叶椭圆状卵形至卵状披针形，先端尖，边缘有细锐锯齿，下面沿中脉有刺，托叶线状披针形。花单生于侧枝顶端；萼片卵状披针形，被腺毛，花瓣白色，倒广卵形。蔷薇果熟时红色，梨形，外有刚毛，内有多数瘦果。花期4～6月，果期7～11月。

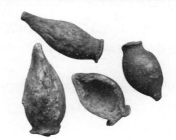

生境分布　生长于向阳多石的山坡灌木丛中。分布于广东、四川、云南、湖北、贵州等地。

采收加工　9～10月果实成熟时采收，擦去刺，除去核，洗净晒干，生用。

性味归经　酸、甘、涩，平。归肾、膀胱、大肠经。

功能主治　固精缩尿，固崩止带，涩肠止泻。用于遗精滑精，遗尿尿频，崩漏带下，久泻久痢。

用量用法　6～12克，煎汤、熬膏或为丸服。

使用注意　本品功专收敛，故有实邪者不宜用。

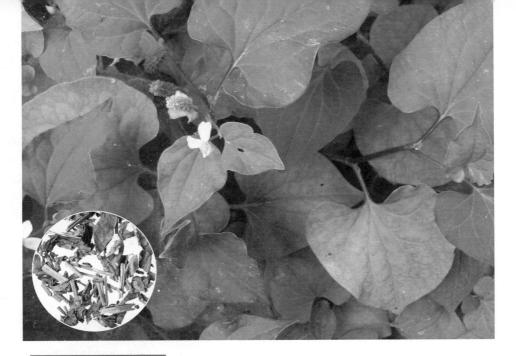

鱼腥草

【别名】臭菜、折耳根、侧耳根、臭根草、臭灵丹、朱皮拱。

来　　源　本品为三白草科植物蕺菜 *Houttuynia cordata* Thunb. 的干燥地上部分。

形态特征　多年生草本，高15～60厘米，具腥臭气。茎下部伏地，节上生根，上部直立，无毛或被疏毛。单叶互生，叶片心脏形，全缘，暗绿色，上面密生腺点，背面带紫色，叶柄长1～3厘米；托叶膜质条形，下部与叶柄合生呈鞘状。穗状花序生长于茎上端，与叶对生；基部有白色花瓣状总苞片4；花小而密集，无花被。蒴果卵圆形，顶端开裂，种子多数。花、果期5～10月。

生境分布　生长于沟边、溪边及潮湿的疏林下。分布于长江流域以南各地；全国其他地区也产。

采收加工　夏季茎叶茂盛花穗多时采割，除去杂质，晒干。

性味归经　辛，微寒。归肺经。

功能主治　清热解毒，消痈排脓，利尿通淋。用于肺痈吐脓，痰热喘咳，热痢，热淋，痈肿疮毒。

用量用法　15～25克，煎服。外用适量。

使用注意　本品含挥发油，不宜久煎。

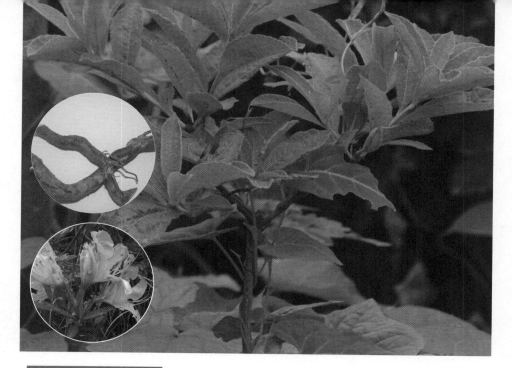

闹羊花

【别名】羊踯躅、黄杜鹃、黄色映山红。

来　　源　本品为杜鹃花科植物羊踯躅 *Rhododendron molle* G. Don 的干燥花。

形态特征　落叶灌木，高1～2米。老枝光滑，带褐色，幼枝有短柔毛。单叶互生，叶柄短，被毛；叶片椭圆形至椭圆状倒披针形，先端钝而具短尖，基部楔形，边缘具向上微弯的刚毛。花多数，成顶生短总状花序，与叶同时开放，花金黄色，花冠漏斗状，外被细毛，先端5裂，裂片椭圆状至卵形，上面一片较大，有绿色斑点。花期3～5月，果期7～8月。

生境分布　常生长于山坡、石缝、灌木丛中。分布于江苏、浙江、江西、福建、湖南、湖北、河南、四川、贵州等地。

采收加工　四五月花初开时采收，阴干或晒干。

性味归经　辛，温；有大毒。归肝经。

功能主治　祛风除湿，散瘀定痛。用于风湿痹痛，偏正头痛，跌扑肿痛，顽癣。

用量用法　0.6～1.5克，浸酒或入丸、散。外用适量，煎水洗。

使用注意　不宜多服、久服；体虚者及孕妇禁用。

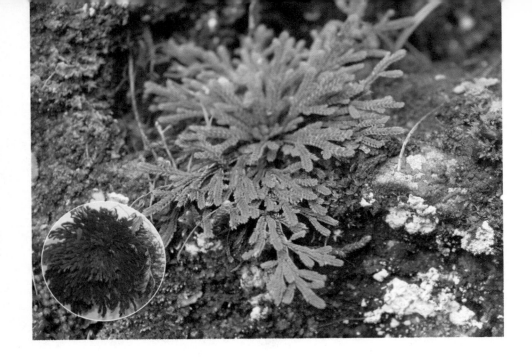

卷柏

【别名】石柏、岩柏草、黄疸卷柏、九死还魂草。

来　　源　本品为卷柏科植物卷柏 *Selaginella tamariscina* (Beauv.) Spring 的全草。

形态特征　多年生隐花植物，常绿不凋。茎高数寸至尺许，枝多，叶如鳞状，略如扁柏之叶。此物遇干燥则枝卷如拳状，遇湿润则开展。本植物生命力甚强，拔取置日光下，晒至干萎后，移置阴湿处，洒以水即活，故有"九死还魂草"之名。

生境分布　生长于山地岩壁上。分布于广东、广西、福建、江西、浙江、湖南、河北、辽宁等地。

采收加工　春、秋两季均可采收，但以春季采者为佳。采后剪去须根，酌留少许根茎，去净泥土，晒干。

性味归经　辛，平。归肝、心经。

功能主治　活血通经。用于经闭痛经，癥瘕痞块，跌扑损伤。卷柏炭化瘀止血，用于吐血，崩漏，便血，脱肛。

用量用法　5～10克，水煎服。外用适量，捣敷或研末撒。

使用注意　孕妇忌用。

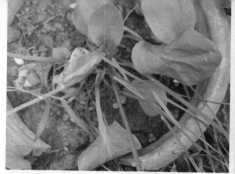
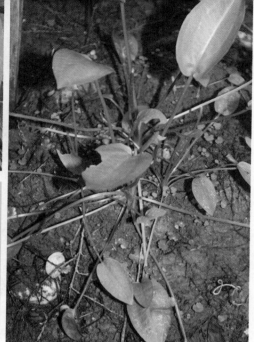
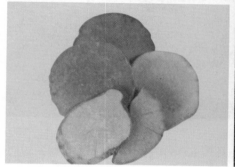

泽泻

【别名】水泻、芒芋、鹄泻、泽芝、及泻、天秃、禹孙、天鹅蛋。

来　　源　本品为泽泻科植物泽泻 *Alisma orientalis* (Sam.) Juzep. 的干燥块茎。

形态特征　多年生沼生植物，高50～100厘米。叶丛生，叶柄长达50厘米，基部扩延呈中鞘状；叶片宽椭圆形至卵形，基部广楔形、圆形或近心形，全缘，两面光滑；叶脉5～7。花茎由叶丛中抽出，花序通常为大型轮生圆锥花序；花两性。瘦果多数，扁平，倒卵形，背部有2浅沟，褐色，花柱宿存。花、果期5～10月。

生境分布　生长于沼泽边缘，幼苗喜荫蔽，成株喜阳光，怕寒冷，在海拔800米以下地区，一般都可栽培。分布于福建、四川、江西等地。

采收加工　冬季茎叶开始枯萎时采挖，除去茎叶及须根，洗净，用微火烘干，再撞去须根及粗皮。

性味归经　甘、淡，寒。归肾、膀胱经。

功能主治　利水渗湿，泄热，化浊降脂。用于小便不利，水肿胀满，泄泻尿少，痰饮眩晕，热淋涩痛，高脂血症。

用量用法　6～10克，煎服。

使用注意　肾虚精滑者慎用。

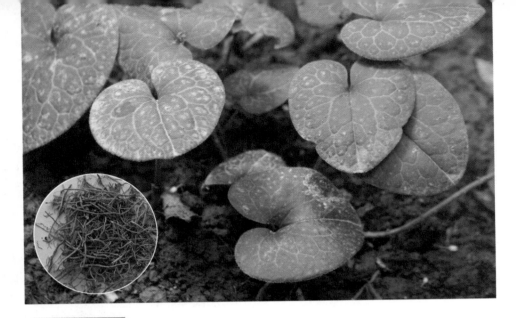

细辛

【别名】小辛、细草、少辛、独叶草、金盆草、山人参。

来　　源　本品为马兜铃科植物北细辛 *Asarum heterotropoides* Fr. Schmidt var. *mandshuricum* (Maxim.) Kitag. 或华细辛*Asarum sieboldii* Miq.的干燥全草。

形态特征　北细辛为多年生草本，高10～25厘米。叶基生，1～3片，心形至肾状心形，顶端短锐尖或钝，基部深心形，全缘，两面疏生短柔毛或近无毛；有长柄。花单生，花被钟形或壳形，污紫色，顶端3裂，裂片由基部向下反卷，先端急尖；雄蕊12，花丝与花药等长；花柱6。蒴果肉质，半球形。花期5月，果期6月。

生境分布　生长于林下腐殖层深厚稍阴湿处，常见于针阔叶混交林及阔叶林下、密集的灌木丛中、山沟底稍湿润处、林缘或山坡疏林下的湿地。分布于辽宁、吉林、黑龙江等省，习称辽细辛。

采收加工　夏季果熟期或初秋采集，除去泥土，置阴凉通风处晾干。

性味归经　辛，温。归心、肺、肾经。

功能主治　祛风散寒，解表，通窍，止痛，温肺化饮。用于风寒感冒，头痛，牙痛，鼻塞流涕，鼻衄，鼻渊，风湿痹痛，痰饮喘咳。

用量用法　1～3克，水煎服；0.5～1克，入丸、散用。外用适量。

使用注意　阴虚干咳、阴虚阳亢头痛，肾功能不良者忌用。反藜芦。

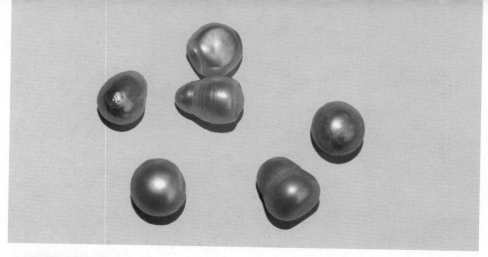

珍珠

【别名】真朱、真珠、蚌珠、珠子、濂珠。

来　源　本品为珍珠贝科动物马氏珍珠贝 *Pteria martensii* (Dunker)、蚌科动物三角帆蚌 *Hyriopsis cumingii* (Lea) 或褶纹冠蚌 *Cristaria plicata* (Leach) 等贝类动物珍珠囊中形成的无核珍珠。

形态特征　珍珠贝为贝壳2片，大而坚厚，略呈圆形；左右两壳不等，左壳较大于右壳。壳的长度与高度几相等，通常长10～15厘米，大者可达20厘米。壳顶向前弯，位于背缘中部靠前端，右壳顶前方有一凹陷，为足丝的出孔。壳顶前后有两耳，后耳较大。壳表面黑褐色。左壳稍凸，右壳较平，壳顶光滑，绿色。其余部分被有同心形鳞片，鳞片在边缘向外延伸，呈棘状。有些鳞片呈锯齿状，色淡白；贝壳中部锯齿状鳞片脱落，留有明显的放射纹痕迹。壳内面珍珠层厚，有虹光色彩，边缘黄褐色。铰合线直，在壳顶下有1～2个主齿，韧带细长，紫褐色。闭壳肌痕大，长圆形，略呈葫芦状。外套痕简单，足舌状，具足丝。

生境分布　主要分布于西沙群岛、海南、广西及广东沿海。

采收加工　珠粉：取珍珠洗净，用布包好，加豆腐与水共煮约2小时，取出，洗净，捣碎，加水少许，研成极细粉末，干燥即成。

性味归经　甘、咸，寒。归心、肝经。

功能主治　镇心安神，养阴息风，清热坠痰，去翳明目，解毒生肌。用于惊悸、怔忡、癫痫、惊风搐搦、烦热消渴、喉痹口疮、目生翳障、疮疡久不收口。

用量用法　入丸、散，0.1～0.3克。外用研末，干撒、点眼或吹喉。

使用注意　病不属火热者勿用。疮毒若内毒未净，勿以珍珠收口。

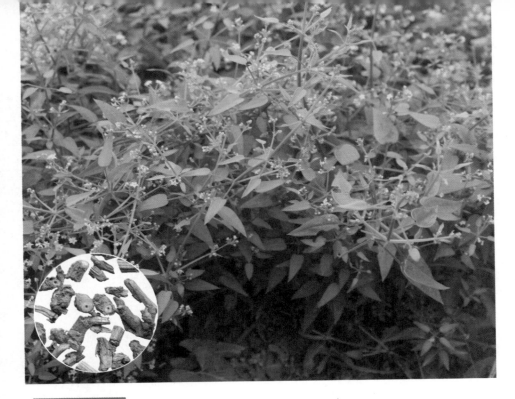

茜草

【别名】蒨草、血见愁、地苏木、活血丹、土丹参、红内消。

来　　源　本品为茜草科植物茜草 *Rubia cordifolia* L. 的根及根茎。

形态特征　多年生攀缘草本。根细长，丛生于根茎上。茎四棱形，棱及叶柄上有倒刺。叶4片轮生，叶片卵形或卵状披针形。聚伞花序顶生或腋生，排成圆锥状，花冠辐射状。浆果球形，熟时紫黑色。花期8～9月，果期10～11月。

生境分布　生长于山坡岩石旁或沟边草丛中。分布于安徽、江苏、山东、河南、陕西等地。

采收加工　春、秋两季采挖，除去茎叶，洗净，晒干。

性味归经　苦，寒。归肝经。

功能主治　凉血化瘀，止血，通经。用于吐血，衄血，崩漏，外伤出血，瘀阻经闭，关节痹痛，跌扑肿痛。

用量用法　6～10克，煎服。止血炒炭用；活血通经生用或酒炒用。

使用注意　脾胃虚寒、无瘀滞者禁用。

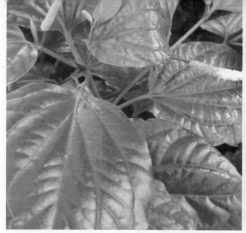
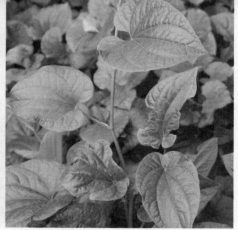

荜茇

【别名】荜拨、椹圣、蛤蒌、鼠尾、荜拨梨、阿梨诃他。

来　　源　本品为胡椒科植物荜茇 *Piper longum* L. 的干燥未成熟或成熟果穗。

形态特征　多年生攀缘藤本。茎下部匍匐，枝有粗纵棱，幼时密被粉状短柔毛。单叶互生，叶柄长短不等，下部叶柄最长，顶端近无柄，中部长1～2厘米，密被毛；叶片卵圆形或卵状长圆形，长5～10厘米，基部心形，全缘，脉5～7，两面脉上被短柔毛，下面密而显著。花单性异株，穗状花序与叶对生，无花被；雄花序长约5厘米，直径约3毫米，花小，苞片1，雄蕊2；雌花序长约2厘米，于果期延长，花的直径不及1毫米，子房上位，下部与花序轴合生，无花柱，柱头3。浆果卵形，基部嵌于花序轴并与之结合，顶端有脐状凸起；果穗圆柱状，有的略弯曲，长2～4.5厘米，直径5～8毫米；果穗柄长1～1.5厘米，多已脱落；果穗表面黄褐色，由多数细小浆果紧密交错排列聚集而成；小果部分陷于花序轴并与之结合，上端钝圆，顶部残存柱头呈脐状凸起，小果略呈球形，被苞片，直径1～2毫米，质坚硬，破开后胚乳白色，有胡椒香气，味辛辣。花期7～9月，果期10月至翌年春季。

生境分布　生长于海拔约600米的疏林中。分布于海南、云南、广东等地。

采收加工　9～10月间果穗由绿变黑时采收，除去杂质，晒干。

性味归经　辛，热。归胃、大肠经。

功能主治　温中散寒，下气止痛。用于脘腹冷痛，呕吐，泄泻，寒凝气滞，胸痹心痛，头痛，牙痛。

用量用法　1～3克，煎汤。外用适量。

使用注意　阴虚火旺者忌内服。

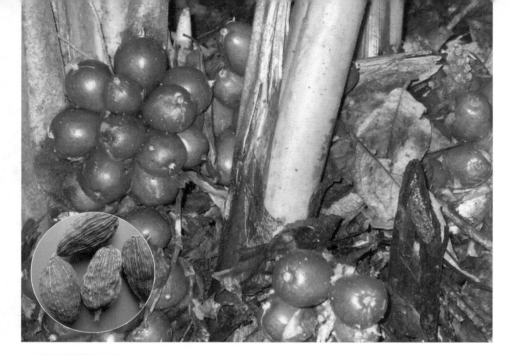

草果

【别名】老蔻、草果仁、草果子。

来　　源　本品为姜科植物草果 *Amomum tsao—ko* Crevost et Lemaire. 的成熟果实。

形态特征　多年生草本，丛生，高达2.5米。根茎横走，粗壮有节；茎圆柱状，直立或稍倾斜。叶2列，具短柄或无柄；叶片长椭圆形或狭长圆形，先端渐尖，基部渐狭，全缘，边缘干膜质，叶2面均光滑无毛，叶鞘开放，抱茎。穗状花序从根茎生出。蒴果密集，长圆形或卵状椭圆形，顶端具宿存的花柱，呈短圆状凸起，熟时红色，外表面呈不规则的纵皱纹。花期4～6月，果期9～12月。

生境分布　生长于山谷坡地、溪边或疏林下。分布于云南、广西、贵州等地。

采收加工　秋季果实成熟时采收，晒干或低温干燥。将原药炒至焦黄色并微鼓起，捣碎取仁用；或将净草果仁姜汁微炒用。

性味归经　辛，温。归脾、胃经。

功能主治　燥湿温中，截疟除痰。用于寒湿内阻，脘腹胀痛，痞满呕吐，疟疾寒热，瘟疫发热。

用量用法　3～6克，煎服；需去壳取仁捣碎。

使用注意　去壳用，体弱者慎用。

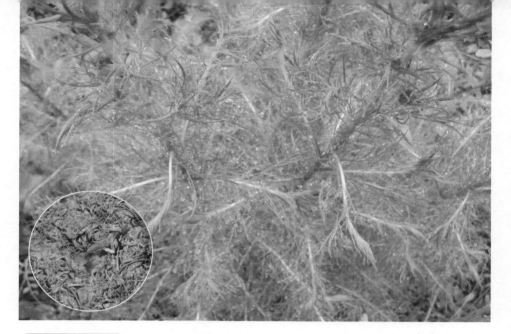

茵陈

【别名】因尘、马先、因陈蒿、绵茵陈。

来　　源　本品为菊科植物茵陈蒿 *Artemisia capillaris* Thunb. 或滨蒿 *Artemisia scoparia* Waldst. et Kit. 等的干燥地上部分。

形态特征　茵陈蒿为多年生草本，幼苗密被灰白色细柔毛，成长后全株光滑无毛。基生叶有柄，2～3回羽状全裂或掌状分裂，最终裂片线形；花枝的叶无柄，羽状全裂呈丝状。头状花序圆锥状，花序直径1.5～2毫米；总苞球形，总苞片3～4层；花杂性，每一花托上着生两性花和雌花各约5朵，均为淡紫色管状花；雌花较两性花稍长，中央仅有1雌蕊，伸出花冠外，两性花聚药，雌蕊1，不伸出，柱头头状，不分裂。瘦果长圆形，无毛。花、果期7～10月。

生境分布　生长于路边或山坡。分布于陕西、山西、安徽等地。

采收加工　春季幼苗高6～10厘米时采收或秋季花蕾长成时采割，除去杂质及老茎，晒干。春季采收的习称"绵茵陈"，秋季采割的习称"茵陈蒿"。

性味归经　苦、辛，微寒。归脾、胃、肝、胆经。

功能主治　清利湿热，利胆退黄。用于黄疸尿少，湿温暑湿，湿疮瘙痒。

用量用法　6～15克，煎服。外用适量。

使用注意　血虚萎黄者慎用。

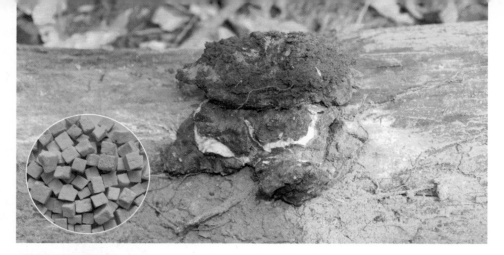

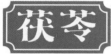

【别名】茯菟、茯灵、茯蕶、云苓、茯兔、伏苓、伏菟、松腴。

来　　源　本品为多孔菌科真菌茯苓 *Poria cocos* (Schw.) Wolf 的菌核，多寄生于松科植物赤松或马尾松等的树根上。

形态特征　寄生或腐寄生。菌核埋在土内，大小不一，表面淡灰棕色或黑褐色，断面近外皮处带粉红色，内部白色。子实体平伏，伞形，直径0.5～2毫米，生于菌核表面成一薄层，幼时白色，老时变浅褐色。菌管单层，孔多为三角形，孔缘渐变齿状。

生境分布　生长于松科植物赤松或马尾松等树根上，深入地下20～30厘米。分布于湖北、安徽、河南、云南、贵州、四川等地。

采收加工　7～9月采挖。除去泥土，堆积，上覆草垫使"发汗"，析出水分。然后取出摊放于通风阴凉处，待其表面干燥后再行发汗。如此反复3～4次，至表面皱缩，皮色变为褐色，再置阴凉处晾至全干，即为"茯苓个"。切制：于发汗后趁湿切制，也可取干燥茯苓个以水浸润后切制。将茯苓菌核内部的白色部分切成薄片或小方块，即为白茯苓；削下来的黑色外皮部即为茯苓皮；茯苓皮层下的赤色部分，即为赤茯苓；带有松根的白色部分，切成正方形的薄片，即为茯神。切制后的各种成品均需阴干，不可炕干，并宜放置阴凉处，不能过于干燥或通风，以免失去黏性或发生裂隙。

性味归经　甘、淡，平。归心、肺、脾、肾经。

功能主治　利水渗湿，健脾安神。用于水肿尿少，痰饮眩悸，脾虚食少，便溏泄泻，心神不安，惊悸失眠。

用量用法　10～15克，煎服。

使用注意　虚寒精滑、气虚下陷者慎用。入药宜切制成薄片，以利药力溶出。

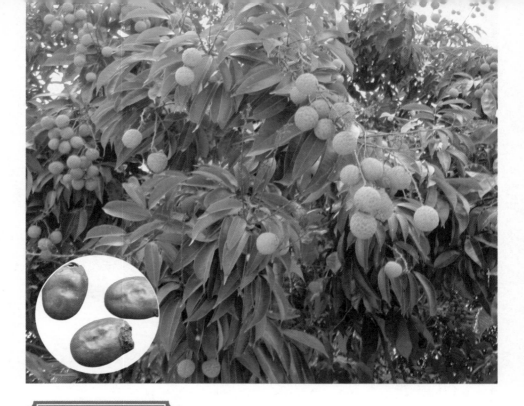

荔枝核

【别名】荔核、枝核、荔支、丹荔、丽枝、荔仁、大荔核。

来　　源　本品为无患子科植物荔枝 *Litchi chinensis* Sonn. 的成熟种子。

形态特征　常绿乔木，高达10米；树冠广阔。羽状复叶互生；小叶2～4对，革质而亮绿，矩圆形或矩圆状披针形，先端渐尖，基部楔形而稍斜，全缘，新叶橙红色。圆锥花序顶生，花小，杂性，青白色或淡黄色。核果球形或卵形，直径约3厘米，外果皮革质，有瘤状突起，熟时赤色；种子矩圆形，褐色而明亮，假种皮肉质，白色，半透明，与种子极易分离。花期春季，果期夏季。

生境分布　多栽培于果园。分布于福建、广东、广西等地。

采收加工　夏季采摘成熟果实，除去果皮及肉质假种皮，洗净，晒干。

性味归经　甘、微苦，温。归肝、肾经。

功能主治　行气散结，散寒止痛。用于寒疝腹痛，睾丸肿痛。

用量用法　生用。煎汤，5～10克；研末服，1.5～3克；或入丸、散。

使用注意　无寒湿气滞者慎服。

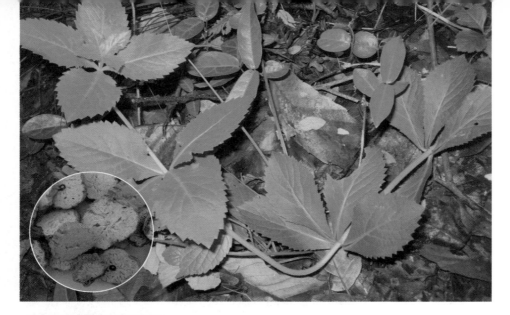

南沙参

【别名】沙参、桔参、石沙参、轮叶沙参、四叶沙参、狭叶沙参。

来　　源　本品为桔梗科植物轮叶沙参 *Adenophora tetraphylla* (Thunb.) Fisch. 或沙参 *Adenophora stricta* Miq. 的干燥根。

形态特征　轮叶沙参为多年生草本。根粗壮，胡萝卜形，具皱纹。茎直立，单一，高60～150厘米。叶通常4片轮生；无柄或有短柄；叶片椭圆形或披针形，长4～8厘米，宽1.5～3厘米，边缘有锯齿，上面绿色，下面淡绿色，有密柔毛。圆锥状花序大型；有不等长的花梗；花冠钟形，蓝紫色，狭小壶状；子房下位，花柱伸出花冠外，蓝紫色，先端圆形，柱头9裂；花盘围绕在花柱的基部。蒴果3室，卵圆形。花期7～8月。

生境分布　多生长于山野的阳坡草丛中。分布于安徽、江苏、浙江、贵州等地，四川、河南、甘肃、湖南、山东等地也产。

采收加工　春、秋两季采挖根部，洗净泥土，除去须根，刮去粗皮，洗净，干燥。

性味归经　甘，微寒。归肺、胃经。

功能主治　养阴清肺，益胃生津，化痰，益气。用于肺热燥咳，阴虚劳嗽，干咳痰黏，胃阴不足，食少呕吐，气阴不足，烦热口干。

用量用法　干品9～15克，煎服；鲜品15～60克。

使用注意　反藜芦。风寒咳嗽、寒饮喘咳、脾胃虚寒者忌用。

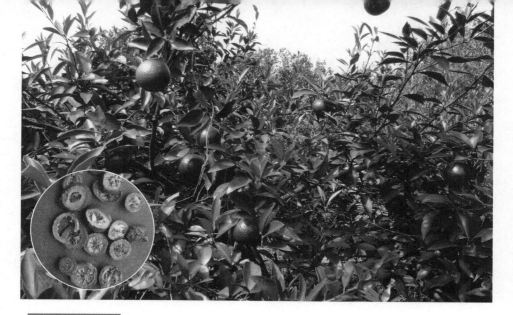

枳实

【别名】臭橙、香橙、枸头橙。

来　　源　本品为芸香科植物酸橙 *Citrus aurantium* L. 及其栽培变种或甜橙 *Citrus sinensis* Osbeck. 的干燥幼果。

形态特征　枳实为酸橙的幼果，完整者呈圆球形，直径0.3～3厘米。外表灰绿色或黑绿色，密被多数油点及微隆起的皱纹，并散有少数不规则的黄白色小斑点。顶端微凸出，基部有环状果柄的痕迹。横切面中果皮光滑，淡黄棕色，外果皮下方散有1～2列点状油室，果皮不易剥离；中央褐色，有7～12瓣囊，每瓣内含种子约10枚；中心柱径宽2～3毫米。有强烈的香气，味苦而后微酸。花期4～5月，果期9～12月。

生境分布　生长于丘陵、低山地带和江河湖泊的沿岸。分布于四川、福建、江苏、江西等地。

采收加工　5～6月收集自落的果实，除去杂质，自中部横切为两半，晒干或低温干燥，较小者直接晒干或低温干燥。

性味归经　苦、辛、酸，微寒。归脾、胃经。

功能主治　破气消积，化痰散痞。用于积滞内停，痞满胀痛，泻痢后重，大便不通，痰滞气阻，胸痹，脏器下垂。

用量用法　3～10克，大量可用至30克，煎服。炒后性较平和。

使用注意　孕妇慎用。

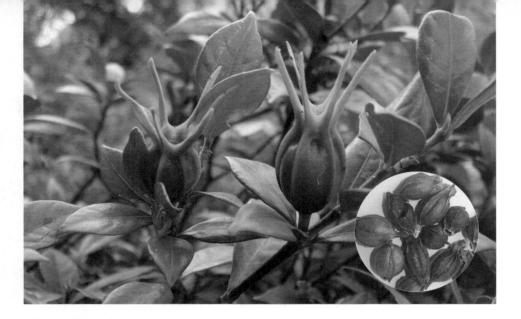

栀子

【别名】木丹、枝子、黄栀子、山栀子。

来　　源　本品为茜草科植物栀子 *Gardenia jasminoides* Ellis. 的干燥成熟果实。

形态特征　灌木。叶对生或3叶轮生；托叶膜质，联合呈筒状；叶片革质，椭圆形、倒卵形至广倒披针形，全缘，表面深绿色，有光泽。花单生于枝顶或叶腋，白色，香气浓郁；花萼绿色，圆筒形，有棱，花瓣卷旋，下部联合呈圆柱形，上部5～6裂；雄蕊通常6；子房下位，1室。浆果，壶状，倒卵形或椭圆形，肉质或革质，金黄色，有翅状纵棱5～8条。花期3～7月，果期5月至翌年2月。

生境分布　生长于山坡、路旁，南方各地有野生。分布于浙江、江西、湖南、福建等我国长江以南各地；以江西产者为道地产品。

采收加工　9～11月果实成熟呈红黄色时采收，除去果梗及杂质，蒸至上汽或置沸水中略烫，取出干燥即得。

性味归经　苦，寒。归心、肺、三焦经。

功能主治　泻火除烦，清热利湿，凉血解毒，消肿止痛。用于热病心烦，湿热黄疸，淋证涩痛，血热吐衄，目赤肿痛，火毒疮疡；外治扭挫伤痛。

用量用法　6～10克，煎服。外用适量。生用清热泻火强；炒焦后止血；姜汁炒止烦呕。栀子皮偏于达表祛肌热；栀子仁偏于走里清内热。

使用注意　脾虚便溏、食少者忌用。

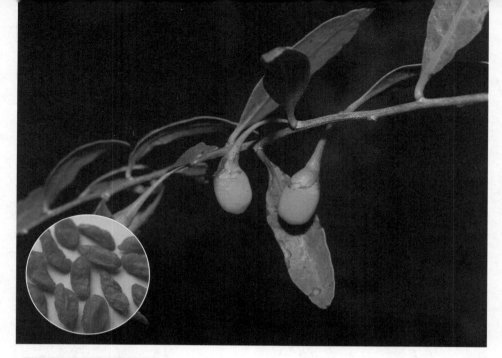

枸杞子

【别名】西枸杞、枸杞豆、枸杞果、山枸杞、枸杞红实。

来　　源　本品为茄科植物宁夏枸杞 *Lycium barbarum* L. 的成熟果实。

形态特征　灌木或小乔木状。主枝数条，粗壮，果枝细长，先端通常弯曲下盘，外皮淡灰黄色，刺状枝短而细，生于叶腋。叶互生或丛生于短枝上；叶片披针形或卵状长圆形。花腋生，花冠漏斗状，粉红色或深紫红色。果实熟时鲜红；种子多数。花、果期5～10月。

生境分布　生长于山坡、田野向阳干燥处。分布于宁夏、内蒙古、甘肃、新疆等地。以宁夏产者质地最优，有"中宁枸杞甲天下"之美誉。

采收加工　夏、秋两季果实呈橙黄色时采收。晾至皮皱后，再曝晒至外皮干硬、果肉柔软为度，除去果梗。生用或鲜用。

性味归经　甘，平。归肝、肾经。

功能主治　滋补肝肾，益精明目。用于虚劳精亏，腰膝酸痛，眩晕耳鸣，阳痿遗精，内热消渴，血虚萎黄，目昏不明。

用量用法　6～12克，大剂量可用至30克，煎服；或入丸、散、酒剂。

使用注意　外有表邪、内有实热，脾胃湿盛肠滑者忌用。

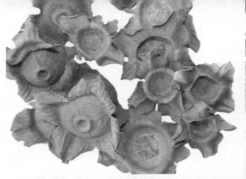
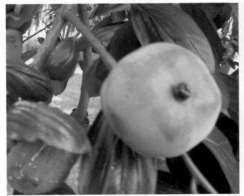
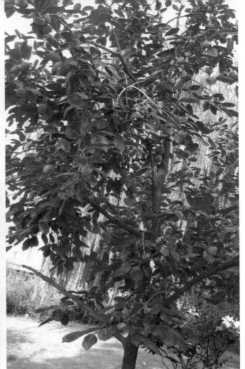

柿蒂

【别名】 柿钱、柿萼、柿丁、柿子把。

来　　源	本品为柿树科植物柿 *Diospyros kaki* Thunb. 的宿存花萼。

形态特征　落叶大乔木，高达14米，树皮深灰色至灰黑色，长方块状开裂。枝开展，有深棕色皮孔，嫩枝有柔毛。单叶互生，叶片卵状椭圆形至倒卵形或近圆形，先端渐尖或钝，基部阔楔形，全缘，上面深绿色，主脉生柔毛，下面淡绿色，有短柔毛，沿脉密被褐色茸毛。花杂性，雄花成聚伞花序，雌花单生叶腋，花冠黄白色，钟形。浆果形状多种，多为卵圆球形，橙黄色或鲜黄色，基部有宿存萼片；种子褐色，椭圆形。花期5～6月，果期9～10月。

生境分布　多为栽培种。分布于四川、广东、广西、福建等地。

采收加工　秋、冬两季果实成熟时采或食用时收集，洗净，晒干。

性味归经　苦、涩，平。归胃经。

功能主治　降气止呃。用于呃逆。

用量用法　5～10克，煎服。

使用注意　无。

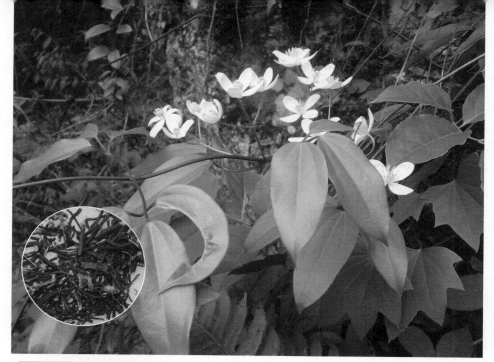

威灵仙

【别名】百条根、老虎须、铁扇扫、铁脚威灵仙。

来　　源　本品为毛茛科植物威灵仙 *Clematis chinensis* Osbeck、棉团铁线莲 *Clematis hexapetala* Pall. 或东北铁线莲 *Clematis manshurica* Rupr. 的根及根茎。

形态特征　藤本，干时地上部分变黑。根茎丛生多数细根。叶对生，羽状复叶，小叶狭卵形或三角状卵形，长1.2～6厘米，宽1.3～3.2厘米，全缘。圆锥花序顶生或腋生；萼片4，花瓣状，白色，倒披针形，外被白色柔毛；雄蕊多数；心皮多数，离生，被毛。瘦果，扁卵形，花柱宿存，延长呈羽毛状。花期6～9月，果期8～11月。

生境分布　生长于山谷、山坡或灌木丛中。分布于江苏、浙江、江西、安徽、四川、贵州、福建、广东、广西等地。

采收加工　秋季采挖，除去泥沙，晒干，切碎生用。

性味归经　辛、咸，温。归膀胱经。

功能主治　祛风湿，通经络，消骨鲠。用于风湿痹痛，肢体麻木，筋脉拘挛，屈伸不利。

用量用法　6～10克，煎服。治骨鲠可用30～50克。

使用注意　本品走散力强，能耗散气血，故气血虚弱、胃溃疡患者慎用。

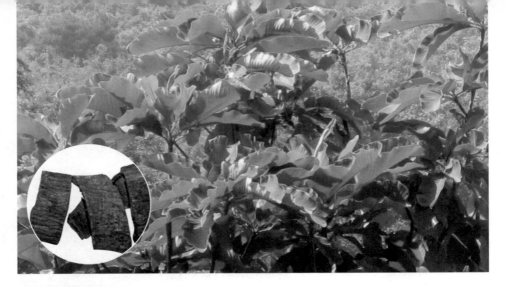

厚朴

【别名】厚皮、重皮、赤朴、烈朴、川朴、紫油厚朴。

来　　源　本品为木兰科植物厚朴 *Magnolia officinalis* Rehd. et Wils. 或凹叶厚朴 *Magnolia officinalis* Rehd. et Wils var. *biloba* Rehd. et Wils. 的干燥干皮、根皮及枝皮。

形态特征　厚朴为落叶乔木，高7~15米；树皮紫褐色，冬芽由托叶包被，开放后托叶脱落。单叶互生，密集于小枝顶端；叶片椭圆状倒卵形，革质，先端钝圆或具短尖，基部楔形或圆形，全缘或微波状，背面幼时被灰白色短茸毛，老时呈白粉状。花与叶同时开放，单生枝顶，白色，花梗粗壮，被棕色毛；雄蕊多数；雌蕊心皮多数，排列于延长的花托上。聚合果圆卵状椭圆形，木质。花期5~6月，果期8~10月。

生境分布　常混生于落叶阔叶林内或生长于常绿阔叶林缘。分布于四川、安徽、湖北、浙江、贵州等地。以湖北恩施地区所产紫油厚朴质量最佳，其次四川、浙江产者也佳。

采收加工　4~6月选生长15~20年以上植株剥取皮部，根皮及枝皮直接阴干；干皮置沸水中微煮后堆置阴湿处，"发汗"至内表面变紫褐色或棕褐色时，蒸软取出，卷成筒状，干燥。

性味归经　苦、辛，温。归脾、胃、肺、大肠经。

功能主治　燥湿消痰，下气除满。用于湿滞伤中，脘痞吐泻，食积气滞，腹胀便秘，痰饮喘咳。

用量用法　3~10克，煎服。

使用注意　本品辛苦温燥湿，易耗气伤津，故气虚津亏者及孕妇慎用。

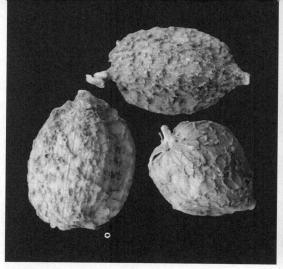
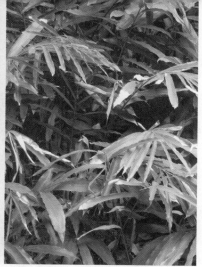

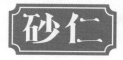

【别名】阳春砂、春砂仁、蜜砂仁。

来　　源　本品为姜科植物阳春砂 *Amomum villosum* Lour. 、海南砂 *Amomum longiligulare* T. L. Wu 或缩砂 *Amomum villosum* Lour. var. *xanthioides* T. L. Wu et Senjen 的干燥成熟果实。

形态特征　多年生草本，高1.5米或更高。茎直立。叶2列，叶片披针形，长20～35厘米，宽2～5厘米，上面无毛，下面被微毛；叶鞘开放，抱茎，叶舌短小。花茎由根茎上抽出；穗状花序呈球形，有1枚长椭圆形苞片，小苞片呈管状，萼管状，花冠管细长，白色，裂片长圆形，先端兜状、唇状、倒卵状、中部有淡黄色及红色斑点，外卷；雌蕊柱细长，先端嵌生药室之中，柱头漏斗状，高于花药。蒴果近球形，不开裂，直径约1.5厘米，具软刺，熟时棕红色。花期5～6月，果期8～9月。

生境分布　生长于气候温暖、潮湿、富含腐殖质的山沟林下阴湿处。阳春砂分布于我国广东、广西等地；海南砂分布于海南、广东湛江地区；缩砂分布于越南、泰国、印度尼西亚等地。以阳春砂质量为优。

采收加工　夏、秋两季果实成熟时采收，晒干或低温干燥。用时打碎生用。

性味归经　辛，温。归脾、胃、肾经。

功能主治　化湿开胃，温脾止泻，理气安胎。用于湿浊中阻，脘痞不饥，脾胃虚寒，呕吐泄泻，妊娠恶阻，胎动不安。

用量用法　3～6克，煎服，宜后下。

使用注意　阴虚内热者禁服。

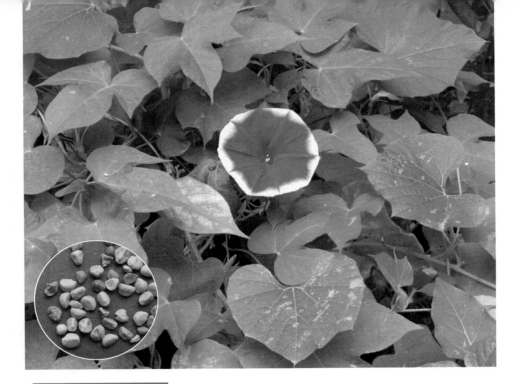

牵牛子

【别名】黑丑、白丑、二丑、喇叭花。

来　源　本品为旋花科植物裂叶牵牛 *Pharbitis nil* (L.) Choisy 或圆叶牵牛 *Pharbitis purpurea* (L.) Voigt 的干燥成熟种子。

形态特征　裂叶牵牛为一年生缠绕性草质藤本，全株密被粗硬毛。叶互生，近卵状心形，叶片3裂，具长柄。花序有花1～3朵，总花梗稍短于叶柄，腋生；萼片5，狭披针形，中上部细长而尖，基部扩大，被硬毛；花冠漏斗状，白色、蓝紫色或紫红色，顶端5浅裂。蒴果球形，3室，每室含2枚种子。花期6～9月，果期7～10月。

生境分布　生长于山野灌木丛中、村边、路旁；多为栽培。全国各地有分布。

采收加工　秋末果实成熟、果壳未开裂时采割植株，晒干，打下种子，除去杂质。

性味归经　苦，寒；有毒。归肺、肾、大肠经。

功能主治　泻水通便，消痰涤饮，杀虫攻积。用于水肿胀满，二便不通，痰饮积聚，气逆喘咳，虫积腹痛。

用量用法　3～9克，煎服；或入丸、散服，每次1.5～3克。

使用注意　孕妇禁用。不宜与巴豆同用。

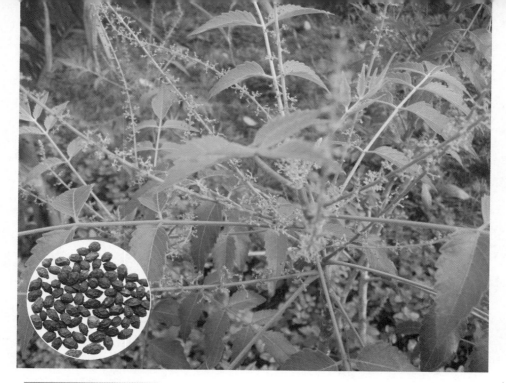

鸦胆子

【别名】老鸦胆、鸭蛋子、雅旦子。

来　　源　本品为苦木科植物鸦胆子 *Brucea javanica* (L.) Merr. 的成熟果实。

形态特征　落叶灌木或小乔木，高2～3米，全株被黄色柔毛。羽状复叶互生，卵状披针形，边缘有粗齿，两面被柔毛。花单性异株，圆锥状聚伞花序腋生，花极小，暗紫色。核果椭圆形，黑色。花期夏季，果期8～10月。

生境分布　生长于灌木丛、草地及路旁向阳处。分布于福建、广西、云南、台湾、广东等地。

采收加工　秋季果实成熟时采收，除去杂质，晒干。

性味归经　苦，寒；有小毒。归大肠、肝经。

功能主治　清热解毒，截疟，止痢；外用腐蚀赘疣。用于痢疾，疟疾；外治赘疣，鸡眼。

用量用法　0.5～2克，用龙眼肉包裹或装入胶囊吞服。外用适量。

使用注意　对胃肠及肝肾均有损害，不宜多用、久服。

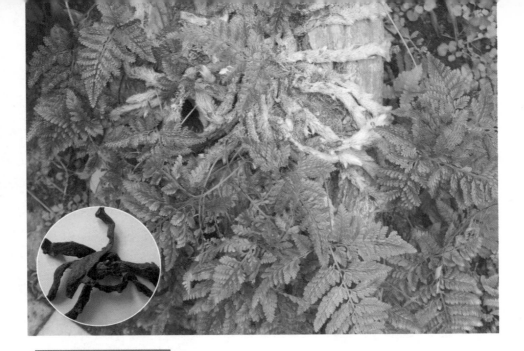

骨碎补

【别名】猴姜、毛姜、申姜、肉碎补、石岩姜、爬岩姜、岩连姜。

来　　源　本品为水龙骨科植物槲蕨 *Drynaria fortunei* (Kunze) J. Sm. 的干燥根茎。

形态特征　附生草本，高20～40厘米。根状茎肉质，粗壮，长而横走，密被棕黄色线状凿形鳞片。叶2型，营养叶厚革质，红棕色或灰褐色，卵形，无柄，边缘羽状浅裂，很像槲树叶，孢子叶绿色，具短柄，柄有翅，叶片矩圆形或长椭圆形。孢子囊群圆形，黄褐色。孢子成熟期10～11月。

生境分布　附生于树上、山林石壁上或墙上。分布于浙江、湖北、广东、广西、四川等地。

采收加工　全年均可采挖，除去泥沙，干燥，或再燎去茸毛（鳞片）。

性味归经　苦，温。归肝、肾经。

功能主治　活血续伤，补肾强骨。用于跌扑闪挫，筋骨折伤，肾虚腰痛，筋骨痿软，耳鸣耳聋，牙齿松动；外治斑秃，白癜风。

用量用法　3～9克，煎服。外用适量，研末调敷，或鲜品捣敷；也可浸酒擦患处。

使用注意　阴虚内热及无瘀血者不宜用。

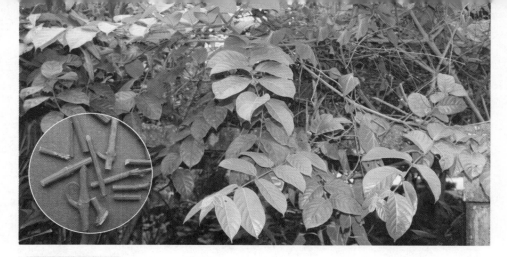

钩藤

【别名】吊藤、钩丁、钓钩藤、莺爪风、嫩钩钩、金钩藤、钩藤钩子。

来　源　本品为茜草科植物钩藤 *Uncaria rhynchophylla* (Miq.) Miq. ex Havil、大叶钩藤 *Uncaria macrophylla* Wall.、毛钩藤 *Uncaria hirsuta* Havil.、华钩藤 *Uncaria sinensis* (Oliv.) Havil. 或无柄果钩藤 *Uncaria sessilifructus* Roxb. 的干燥带钩茎枝。

形态特征　钩藤为常绿木质藤本。为干燥的带钩茎枝，茎枝略呈方柱形，长约2厘米，直径约2毫米，表面红棕色或棕褐色，一端有一环状的茎节，稍凸起，节上有对生的2个弯钩，形如船锚，尖端向内卷曲，也有单钩的，钩大小不一，基部稍圆，直径2～3毫米，全体光滑，略可见纵纹理。质轻而坚，不易折断，断面外层呈棕红色，髓部呈淡黄色而疏松如海绵状。气无，味淡。以双钩形如锚状、茎细、钩结实、光滑、色红褐或紫褐者为佳。花、果期5～12月。

生境分布　生长于灌木林或杂木林中。分布于广西、江西、湖南、浙江、广东、四川等长江以南地区。

采收加工　春、秋两季采收带钩的嫩枝，剪去无钩的藤茎，晒干；或先置锅内蒸片刻，或于沸水中略烫后再取出晒干。

性味归经　甘，凉。归肝、心包经。

功能主治　息风定惊，清热平肝。用于肝风内动，惊痫抽搐，高热惊厥，感冒夹惊，小儿惊啼，妊娠子痫，头痛眩晕。

用量用法　3～12克，煎服，宜后下。其有效成分钩藤碱加热后易被破坏，故不宜久煎。一般以煎煮10～20分钟为宜。

使用注意　无风热及实热者慎用。

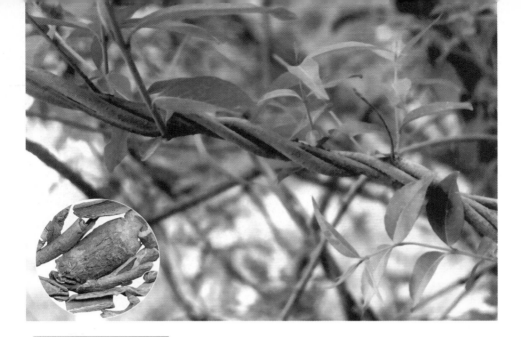

香加皮

【别名】臭槐、羊奶条、羊角槐、羊交叶、狭叶萝。

来　　源　本品为萝藦科植物杠柳 *Periploca sepium* Bge. 的干燥根皮。

形态特征　蔓生灌木。叶对生，膜质，披针形，先端渐尖，基部楔形，全缘，侧脉多对。聚伞花序腋生，花冠紫红色。蓇葖果双生；种子顶端具白色绢毛。花期5～6月，果期7～9月。

生境分布　生长于河边、山野、沙质地。分布于吉林、辽宁、内蒙古、河北、山西、陕西、四川等地。

采收加工　春、秋两季采挖，趁鲜时以木棒敲打，使根皮和木质部分离，抽去木心，将根皮阴干或晒干。

性味归经　辛、苦，温；有毒。归肝、肾、心经。

功能主治　利水消肿，祛风湿，强筋骨。用于下肢浮肿，心悸气短，风寒湿痹，腰膝酸软。

用量用法　3～6克，煎服；浸酒或入丸、散，酌量。

使用注意　本品有毒，服用不宜过量。

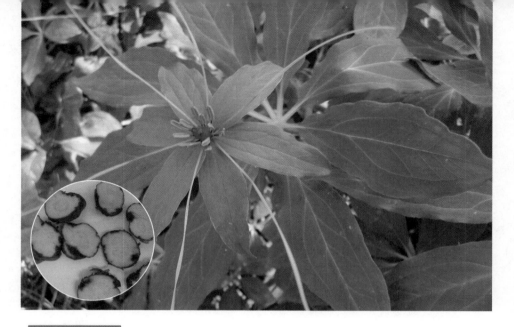

重楼

【别名】滇重楼、草河车、独脚莲。

来　　源　本品为百合科植物七叶一枝花 *Paris polyphylla* Smith var. *chinensis* (Franch.) Hara 及同属多种植物的根茎。

形态特征　多年生草本。叶6～10片轮生，叶柄长5～20毫米；叶片厚纸质，披针形、卵状长圆形至倒卵形，长5～11厘米，宽2～4.5厘米。花梗从茎顶抽出，顶生1花；花两性，萼片披针形或长卵形，绿色，长3.5～6厘米；花被片线形而略带披针形，黄色，长为萼片的1/2左右至近等长，中部以上宽2～6毫米；雄蕊8～10，花药长1～1.5厘米，花丝比药短，药隔凸出部分1～2毫米。花期6～7月，果期9～10月。

生境分布　生长于林下阴湿处。我国分布甚广，南北均有，主要分布于长江流域及南方各地。

采收加工　秋末冬初采挖，除去须根，洗净晒干，切片，生用。

性味归经　苦，微寒；有小毒。归肝经。

功能主治　清热解毒，消肿止痛，凉肝定惊。用于疔疮痈肿，咽喉肿痛，蛇虫咬伤，跌扑伤痛，惊风抽搐。

用量用法　3～9克，煎服；或1～2克，入丸、散。外用适量，研末敷患处。

使用注意　虚证患者及妊娠妇女慎用。

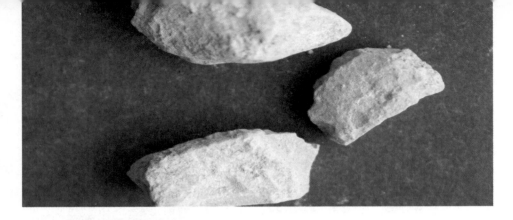

禹余粮

【别名】 石脑、禹哀、白余粮、禹粮石、太一余粮、太一禹余粮。

来　　源　本品为斜方晶系褐铁矿的一种天然粉末状矿石。

形态特征　晶体结构属斜方晶系，内部为链状结构；含不定量吸附水的称水针铁矿。并可含纤铁矿、水纤铁矿、水赤铁矿及含水的二氧化硅、黏土矿物等混合物；其化学成分因产地而异，块体的不同部位亦不均一。形态为不规则隐晶质块体或分泌体、结核；肉眼见不到针铁矿晶体，或在甲壳层中有纤状微晶。纯净处黄色、褐黄色、黄褐色至褐色（因胶凝体含水星而异）。条痕淡黄至黄褐色。含水赤铁矿处带褐红、红色；富锰土质或锰、钴等杂质处带褐黑、褐紫色；富二氧化硅或黏土部位或壳层灰白色、灰黄色。表面多凹凸不平或覆有粉末状褐铁矿，呈半金属光泽或土状光泽。不透明。无解理。断口不平坦，或见甲壳层、纹层等结构，显示出不同色调及断面形态。硬度为2～5或1～4。致密平整处硬度近于小刀，疏松处低于指甲；但可磨花指甲及硬币。相对密度3.3～4.3。无臭、无味，嚼之无沙粒感者为好。

生境分布　主要形成于地表风化壳中。较纯净的是$Fe(OH)_3$水胶溶体被搬运、再沉积于岩石空隙中或在沼泽中聚沉的水胶凝体；它们老化形成的褐铁矿或呈分泌体、结核，或呈致密块体产出；大量（成层）堆积的多夹杂硅质、黏土质。分布于浙江、广东、四川等地。

采收加工　全年均可采挖。采挖后去净杂石即可。研细水飞用或煅用。

性味归经　甘、涩，微寒。归胃、大肠经。

功能主治　涩肠止泻，收敛止血。用于久泻久痢，大便出血，崩漏带下。

用量用法　9～15克，煎服。

使用注意　实证患者忌用，孕妇慎用。

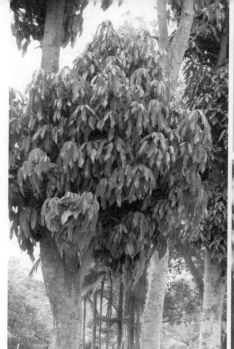
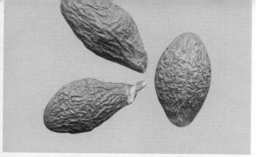
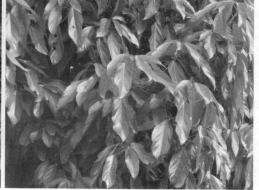

胖大海

【别名】大海榄、大海子、大洞果、安南子。

来　　源　本品为梧桐科植物胖大海 *Sterculia lychnophora* Hance 的干燥成熟种子。

形态特征　落叶乔木，高可达40米。单叶互生，叶片革质，卵形或椭圆状披针形，通常3裂，全缘，光滑无毛。圆锥花序顶生或腋生，花杂性同株；花萼钟状，深裂。果1～5，着生于果梗，呈船形，长可达24厘米；种子棱形或倒卵形，深褐色。

生境分布　生长于热带地区。分布于越南、印度、马来西亚、泰国、印度尼西亚等热带地区。我国广东、海南岛也有出产。花期3月，果期4～6月。

采收加工　果实成熟时分批采摘成熟果荚，晒干，打出种子，除净杂质及果荚，再晒干。

性味归经　甘，寒。归肺、大肠经。

功能主治　清宣肺气，润肠通便。用于肺热声哑，干咳无痰，咽喉干痛，热结便闭，头痛目赤。

用量用法　2～4枚，沸水泡服或煎服。如用散剂，用量减半。

使用注意　感冒者禁用。

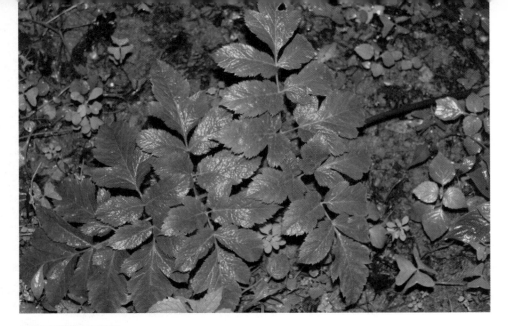

独活

【别名】大活、独滑、山独活、长生草、川独活、巴东独活、胡王使者。

来　　源　本品为伞形科植物重齿毛当归 Angelica pubescens Maxim. f. biserrata Shan et Yuan 的根。

形态特征　多年生草本，高60～100厘米。根粗大。茎直立，带紫色。基生叶和茎下部叶的叶柄细长，基部呈鞘状；叶为2～3回3出羽状复叶，小叶片3裂，最终裂片长圆形，两面均被短柔毛，边缘有不整齐重锯齿；茎上部叶退化成膨大的叶鞘。复伞形花序顶生或侧生，密被黄色短柔毛，花瓣5，白色，雄蕊5；子房下位。双悬果背部扁平，长圆形，侧棱翅状。花期8～9月，果期9～10月。

生境分布　生长于山谷沟边或草丛中，有栽培。分布于湖北、四川等地。

采收加工　秋末或春初采挖。洗净泥土，切片晒干，生用。

性味归经　辛、苦，微温。归肾、膀胱经。

功能主治　祛风湿，止痹痛，解表邪。用于风寒湿痹，腰膝疼痛，少阴伏风头痛，风寒挟湿头痛。

用量用法　3～10克，煎服。

使用注意　本品辛温燥散，凡非风寒湿邪而属气血不足之痹症患者忌用。

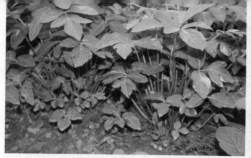
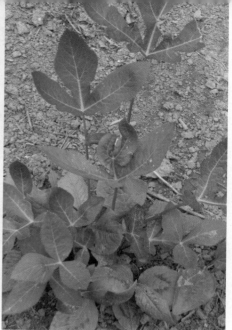
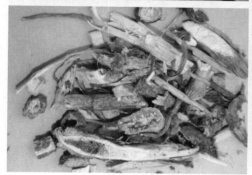

前胡

【别名】土当归、水前胡、野当归、野芹菜、鸡脚前胡。

来　源　本品为伞形科植物白花前胡 *Peucedanum praeruptorum* Dunn 的干燥根。

形态特征　多年生草本，高30～120厘米。主根粗壮，根圆锥形。茎直立，上部呈叉状分枝。基生叶为2～3回3出式羽状分裂，最终裂片菱状倒卵形，不规则羽状分裂，有圆锯齿；叶柄长，基部有宽鞘，抱茎；茎生叶较小，有短柄。复伞形花序，无总苞片，小总苞片呈线状披针形，花瓣白色。双悬果椭圆形或卵圆形，光滑无毛，背棱和中棱线状，侧棱有窄翅。花期8～9月，果期10～11月。

生境分布　生长于向阳山坡草丛中。前者分布于浙江、湖南、四川等地，习惯认为浙江产者质量较好。

采收加工　深秋及冬季地上部分枯萎或次春生苗不久，未抽花茎时采挖，除去茎叶、须根，洗净，晒干或微火烘干。

性味归经　苦、辛，微寒。归肺经。

功能主治　降气祛痰，宣散风热。用于痰热喘满，咯痰黄稠，风热咳嗽痰多。

用量用法　3～10克，煎服。

使用注意　阴虚气弱咳嗽者慎用。

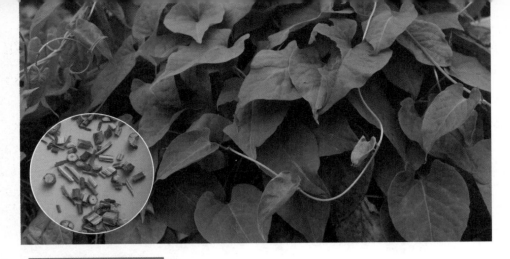

首乌藤

【别名】首乌、夜合、地精、赤葛、夜交藤、赤首乌。

来　　源　本品为蓼科植物何首乌 *Polygonum multiflorum* Thunb. 的干燥藤茎。

形态特征　多年生草本。块根肥厚，长椭圆形，黑褐色。茎缠绕，长2～4米，多分枝，具纵棱，无毛，微粗糙，下部木质化。叶卵形或长卵形，长3～7厘米，宽2～5厘米，顶端渐尖，基部心形或近心形，两面粗糙，边缘全缘；叶柄长1.5～3厘米；托叶鞘膜质，偏斜，无毛，长3～5毫米。花序圆锥状，顶生或腋生，长10～20厘米，分枝开展，具细纵棱，沿棱密被小突起；苞片三角状卵形，具小突起，顶端尖，每苞内具2～4花；花梗细弱，长2～3毫米，下部具关节，果时延长；花被5深裂，白色或淡绿色，花被片椭圆形，大小不相等，外面3片较大，背部具翅，果时增大，花被果时外形近圆形，直径6～7毫米；雄蕊8，花丝下部较宽；花柱3，极短，柱头头状。瘦果卵形，具3棱，长2.5～3毫米，黑褐色，有光泽，包于宿存花被内。花期8～9月，果期9～10月。

生境分布　生长于草坡、路边、山坡石隙及灌木丛中。分布于华东、中南及河北、山西、陕西、甘肃、台湾、四川、贵州、云南等地。

采收加工　秋、冬两季采割，除去残叶，捆成把或趁鲜切段，干燥。

性味归经　甘，平。归心、肝经。

功能主治　养血安神，祛风通络。用于失眠多梦，血虚身痛，风湿痹痛，皮肤瘙痒。

用量用法　9～15克，煎服。外用适量，煎水洗患处。

使用注意　无。

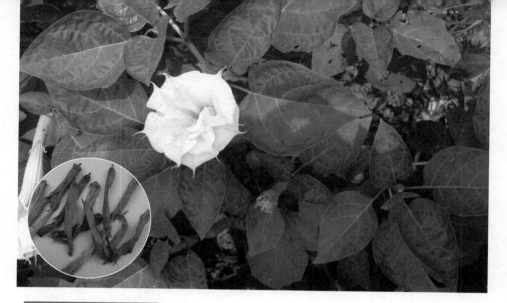

洋金花

【别名】闹洋花、凤茄花、风茄花、曼陀罗花。

来　　源　本品为茄科植物白曼陀罗 *Datura metel* L. 的干燥花。

形态特征　一年生草本，高0.5～2米，全体近于无毛。茎上部呈2歧分枝。单叶互生，上部常近对生，叶片卵形至广卵形，先端尖，基部两侧不对称，全缘或有波状短齿。花单生于枝的分叉处或叶腋间；花萼筒状，黄绿色，先端5裂，花冠大，漏斗状，白色，有5角棱，各角棱直达裂片尖端；雄蕊5，贴生于花冠管；雄蕊1，柱头棒状。蒴果表面具刺，斜上着生，成熟时由顶端裂开；种子宽三角形。花、果期3～12月。

生境分布　生长于山坡草地或住宅附近。多为栽培，也有野生。分布于江苏、浙江、福建、广东等地。

采收加工　4～11月花初开时采收，将初开放的花朵采下，晒或低温烘至七八成干时，扎成把，然后再晒干。

性味归经　辛，温；有毒。归肺、肝经。

功能主治　平喘止咳，镇痛止痉。用于哮喘咳嗽，脘腹冷痛，风湿痹痛，小儿慢惊，外科麻醉。

用量用法　0.3～0.6克，散剂吞服；如作卷烟吸，分次用，每日用量不超过1.5克；麻醉用，煎服20克。外用适量。煎汤洗或研末外敷。

使用注意　本品有剧毒，应严格控制剂量，以免中毒。心脏病、高血压患者及孕妇慎用；表证未解、痰多黏稠者忌用。

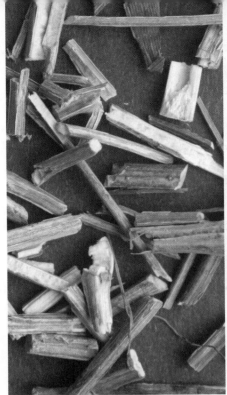
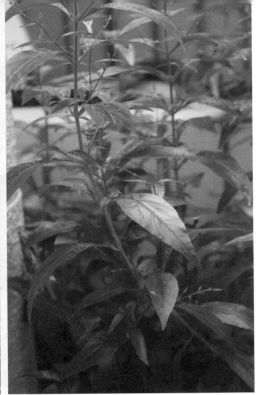

穿心莲

【别名】一见喜、榄核莲、苦胆草、四方莲、斩蛇剑、日行千里、圆锥须药草。

来　源　本品为爵床科植物穿心莲 *Andrographis paniculata* (Burm. f.) Nees 的全草。

形态特征　一年生草本，全体无毛。茎多分枝，且对生，方形。叶对生，长椭圆形。圆锥花序顶生和腋生，有多数小花，花淡紫色，花冠二唇形，上唇2裂，有紫色斑点，下唇深3裂。蒴果长椭圆形至线形，种子多数。花期9～10月，果期10～11月。

生境分布　生长于湿热的丘陵、平原地区。华南、华东、西南地区均有栽培。

采收加工　秋初刚开花时采割，晒干。

性味归经　苦，寒。归心、肺、大肠、膀胱经。

功能主治　清热解毒，凉血消肿。用于感冒发热，咽喉肿痛，口舌生疮，顿咳劳嗽，泄泻痢疾，热淋涩痛，痈肿疮疡，蛇虫咬伤。

用量用法　6～9克，煎服；多作丸、散、片剂。外用适量。

使用注意　脾胃虚寒者不宜用。

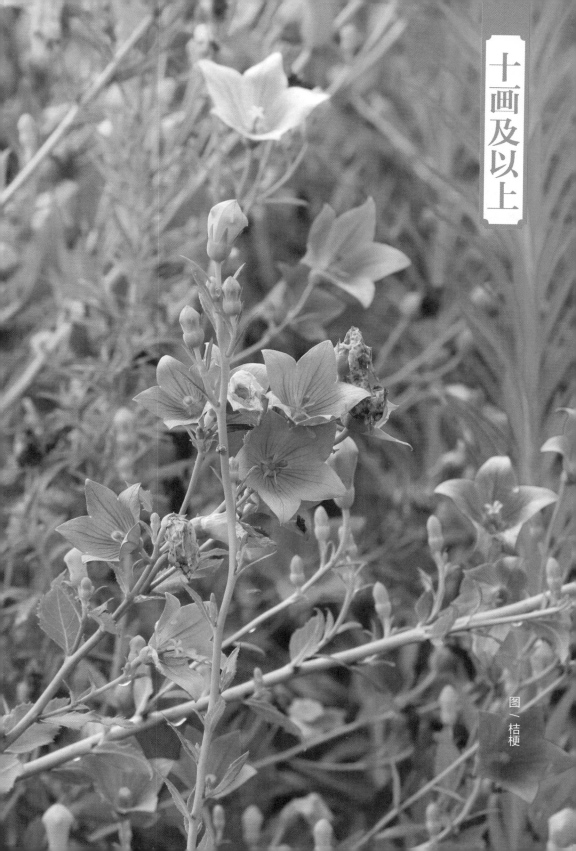

图一 桔梗

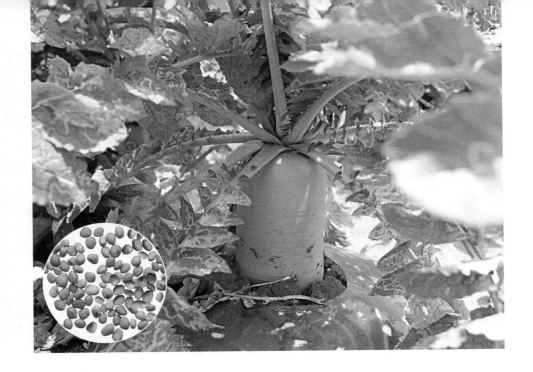

莱菔子

【别名】萝卜子、萝白子、菜头子。

来　　源　本品为十字花科植物萝卜 *Raphanus sativus* L. 的干燥成熟种子。

形态特征　草本，根肉质。茎高1米，多分枝，稍有白粉。基生叶大头状羽裂，侧生裂片4～6对，向基部渐缩小，有粗糙毛；茎生叶长圆形至披针形，边缘有锯齿或缺刻，很少全缘。总状花序顶生，花淡紫红色或白色，直径15～20毫米。长角果肉质，圆柱形。花期4～5月，果期5～6月。

生境分布　我国各地均产。

采收加工　夏季果实成熟时采割植株，晒干，搓出种子，除去杂质晒干，生用或炒用。

性味归经　辛、甘、平。归脾、胃、肺经。

功能主治　消食除胀，降气化痰。用于饮食停滞，脘腹胀痛，大便秘结，积滞泻痢，痰壅喘咳。

用量用法　5～12克，水煎服。生用治风痰，炒用消食、下气、化痰。

使用注意　本品辛散耗气，气虚及无积滞者忌用。不宜与人参同用。

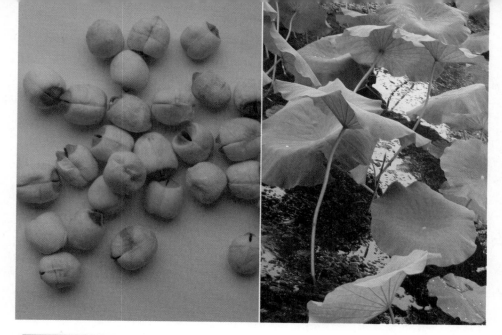

莲子

【别名】莲肉、莲实、莲米、水之丹。

来　　源　本品为睡莲科植物莲 *Nelumbo nucifera* Gaertn. 的成熟种仁，中心部包裹着绿色胚芽，俗称莲子心。

形态特征　多年生水生草本植物。根茎最初细小如手指，具横走根状茎。叶圆形，高出水面，有长叶柄，具刺，呈盾状生长。花单生在花梗顶端，直径10～20厘米，花瓣多数为红色、粉红色或白色，多数为雄蕊，心皮多，离生，嵌生在海绵质的花托穴内。坚果椭圆形或卵形，俗称"莲子"，长1.5～2.5厘米。花期6～8月，果期8～10月。

生境分布　生长于池塘、湿润的田野中。分布于湖南（湘莲）、福建（建莲）、江苏（湖莲）、浙江及南方各地池沼湖塘中。

采收加工　8～9月莲实成熟时采收，除去果皮，晒干；也有临时用，取种子，去心，打碎用。或收集莲实放入水中，取沉于淤泥内的果实洗净、晒干，或除去果壳后晒干。

性味归经　甘、涩，平。归脾、肾、心经。

功能主治　补脾止泻，养心安神，益肾固精。用于脾虚泄泻，带下，遗精，心悸失眠。

用量用法　6～15克，煎服。

使用注意　中满痞胀及大便燥结者忌服。

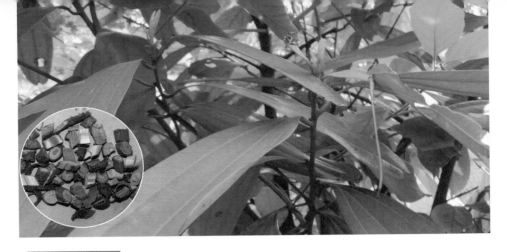

桂枝

【别名】柳桂、嫩桂枝、桂枝尖。

来　　源　本品为樟科植物肉桂 *Cinnamomum cassia* Presl 的干燥嫩枝。

形态特征　常绿乔木，高12～17米。树皮呈灰褐色，芳香，幼枝略呈四棱形。叶互生，革质，长椭圆形至近披针形，长8～17厘米，宽3.5～6厘米，先端尖，基部钝，全缘，上面绿色，有光泽，下面灰绿色，被细柔毛；具离基3出脉，于下面明显隆起，细脉横向平行；叶柄粗壮，长1～2厘米。圆锥花序腋生或近顶生，长10～19厘米，被短柔毛；花小，直径约3厘米；花梗长约5毫米；花被管长约2毫米；裂片6，黄绿色，椭圆形，长约3毫米，内外密生短柔毛；发育雄蕊9，3轮，花药矩圆形，4室，瓣裂，外面2轮花丝上无腺体，花药内向，第3轮雄蕊外向，花丝基部有2腺体，最内尚有1轮退化雄蕊，花药心脏形；雌蕊稍短于雄蕊，子房椭圆形，1室，胚珠1，花柱细，与子房几等长，柱头略呈盘状。浆果椭圆形或倒卵形，先端稍平截，暗紫色，长12～13毫米，外有宿存花被；种子长卵形，紫色。花期5～7月，果期至翌年2～3月。

生境分布　生长于常绿阔叶林中，多为栽培。分布于广东、广西、云南等地。

采收加工　春、夏两季剪取嫩枝，去叶，切成小段或切片，晒干。

性味归经　辛、甘，温。归心、肺、膀胱经。

功能主治　发汗解肌，温通经脉，助阳化气，平冲降气。用于风寒感冒，脘腹冷痛，血寒经闭，关节痹痛，痰饮，水肿，心悸，奔豚。

用量用法　3～10克，水煎服。

使用注意　本品辛温助热，易伤阴动血，温热病、阴虚火旺和血热妄行者忌用。孕妇及月经过多者慎用。

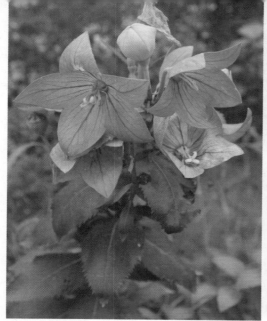
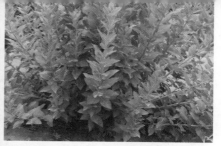
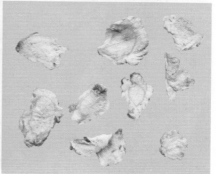

桔梗

【别名】白药、梗草、卢茹、苦梗、大药、苦菜根。

来　　源　本品为桔梗科植物桔梗 *Platycodon grandiflorum* (Jacq.) A. DC. 的干燥根。

形态特征　多年生草本，体内有白色乳汁，全株光滑无毛。根粗大，圆锥形或有分叉，外皮黄褐色。茎直立，有分枝。叶多为互生，少数对生，近无柄，叶片长卵形，边缘有锯齿。花大型，单生于茎顶或数朵成疏生的总状花序；花冠钟形，蓝紫色、蓝白色、白色、粉红色。蒴果卵形，熟时顶端开裂。花期7～9月，果期8～10月。

生境分布　适宜在土层深厚、排水良好、土质疏松而含腐殖质的沙质壤土上栽培。我国大部分地区均产。以华北、东北地区产量较大，华东地区及安徽产品质量较优。

采收加工　春、秋两季采挖，以深秋采者为佳，洗净，除去须根，趁鲜刮去外皮或不去外皮，干燥或切片晒干。

性味归经　苦、辛，平。归肺经。

功能主治　宣肺化痰，利咽，排脓。用于咳嗽痰多，胸闷不畅，咽痛音哑，肺痈吐脓。

用量用法　3～10克，煎服。

使用注意　凡阴虚久咳及有咳血倾向者均不宜用。

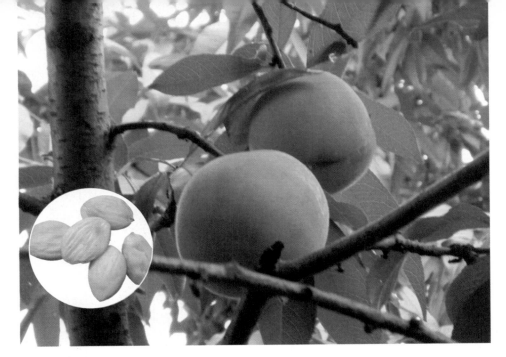

桃仁

【别名】毛桃仁、扁桃仁、大桃仁。

来　源　本品为蔷薇科植物桃 *Prunus persica* (L.) Batsch 或山桃 *Prunus davidiana* (Carr.) Franch. 的干燥成熟种子。

形态特征　落叶小乔木，高3~8米。叶互生，在短枝上呈簇生，长约15厘米，宽2~3.5厘米，先端渐尖，基部阔楔形，边缘有锯齿。花单生，先叶开放；萼片5，外面被毛；花瓣5，淡红色，稀白色；雄蕊多数，短于花瓣；心皮有毛。核果肉质，多汁，心状卵形至椭圆形，一侧有纵沟，表面具短柔毛；果核坚硬，木质，扁卵圆形，顶端渐尖，表面具不规则的深槽及窝孔；种子1枚。花期4月，果期5~9月。

生境分布　全国各地均有栽培。

采收加工　果实成熟后采收，除去果肉和核壳，取出种子，晒干。

性味归经　苦、甘，平。归心、肝、大肠经。

功能主治　活血祛瘀，润肠通便，止咳平喘。用于经闭痛经，癥瘕痞块，肺痈肠痈，跌扑损伤，肠燥便秘，咳嗽气喘。

用量用法　6~10克，煎服。

使用注意　孕妇慎用。

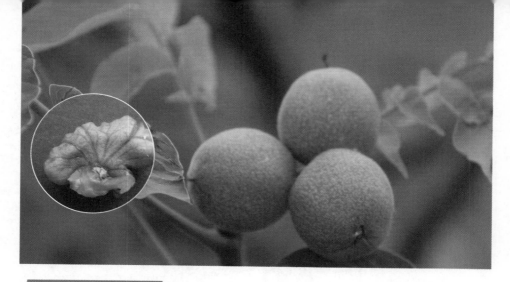

核桃仁

【别名】胡桃仁、胡桃肉。

来　　源　本品为胡桃科植物胡桃 *Juglans regia* L. 的干燥成熟种子。

形态特征　落叶乔木，高30～35米。枝幼时被短腺毛，髓部片状。单数羽状复叶，小叶5～11，长圆状卵形、椭圆形或倒卵形，长5～13厘米，宽2～7厘米，先端钝或锐尖，基部圆形或略偏斜，全缘，幼时有波状锯齿，上面无毛，下面幼时脉腋间有毛。花单性，雌雄同株；雄花集成柔荑花序，腋生，下垂，长5～12厘米，花小而密生；苞片1，矩圆形，两侧2小苞片长卵形，花被通常3，苞片及花被均被白色柔毛；雄蕊15～30；雌花序生长于幼枝顶端，排列呈穗状；苞片3，长卵形；花被4裂，裂片线形；子房下位，花柱短，柱头2裂。果实近球形，直径3～5厘米，外果皮肉质，灰绿色，有棕色斑点；内果皮坚硬，有浅皱褶，黄褐色。花期4～5月，果期10月。

生境分布　喜生于较温润的肥沃土壤中，多栽培于平地。各地均有栽培，分布于华北、东北、西北地区。

采收加工　9～10月果实成熟时采收。除去果皮，敲破果核（内果皮），取出种子。

性味归经　甘，温。归肾、肺、大肠经。

功能主治　补肾益精，补肺定喘，润肠通便。用于肾阳不足，腰膝酸软，阳痿遗精，虚寒喘嗽，肠燥便秘。

用量用法　9～30克，入汤、丸、散、膏、粥等。

使用注意　肺热咳嗽、阴虚有热者忌服。

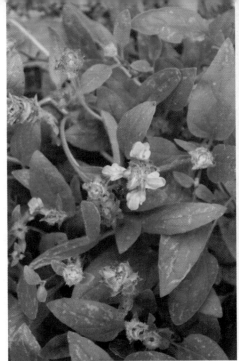
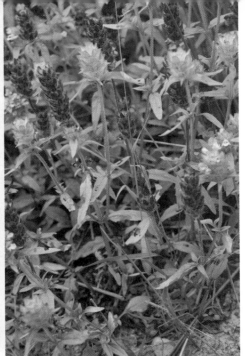

夏枯草

【别名】铁色草、春夏草、棒槌草、羊肠菜、夏枯头、白花草。

来　　源　本品为唇形科植物夏枯草 *Prunella vulgaris* L. 的全草。

形态特征　多年生草本，有匍匐茎。直立茎方形，高约40厘米，表面暗红色，有细柔毛。叶对生，卵形或椭圆状披针形，先端尖，基部楔形，全缘或有细疏锯齿，两面均被毛，下面有细点；基部叶有长柄。轮伞花序密集顶生成假穗状花序；花冠紫红色。小坚果4枚，卵形。花期4～6月，果期7～10月。

生境分布　均为野生，多生长于路旁、草地、林边。分布于浙江、江苏、安徽、河南等地。

采收加工　夏季果穗半枯时采收，晒干入药。

性味归经　辛、苦，寒。归肝、胆经。

功能主治　清肝泻火，明目，散结消肿。用于目赤肿痛，目珠夜痛，头痛眩晕，瘰疬，瘿瘤，乳痈，乳癖，乳房胀痛。

用量用法　9～15克，煎服；或熬膏服。

使用注意　脾胃虚弱者慎用。

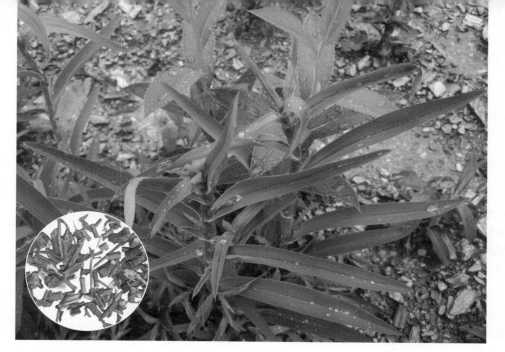

柴胡

【别名】地熏、茈胡、山菜、茹草、柴草。

来　　源　本品为伞形科植物柴胡 *Bupleurum chinense* DC.或狭叶柴胡 *Bupleurum scorzonerifolium* Willd. 的干燥根。

形态特征　柴胡为多年生草本植物。主根圆柱形，有分歧。茎丛生或单生，实心，上部多分枝略呈"之"字形弯曲。基生叶倒披针形或狭椭圆形，早枯；中部叶倒披针形或宽条状披针形，长3～11厘米，下面具有粉霜。复伞形花序腋生兼顶生，花鲜黄色。双悬果椭圆形，棱狭翅状。花期8～9月，果期9～10月。

生境分布　生长于较干燥的山坡、林中空隙地、草丛中、路边、沟边。柴胡分布于辽宁、甘肃、河北、河南等地，狭叶柴胡分布于江苏、湖北、四川。

采收加工　春、秋两季采挖，除去茎苗和泥土，晒干。

性味归经　辛、苦，微寒。归肝、胆、肺经。

功能主治　疏散退热，疏肝解郁，升举阳气。用于感冒发热，寒热往来，胸胁胀痛，月经不调，子宫脱垂，脱肛。

用量用法　3～10克，煎服。退热宜用生品，舒肝解郁宜用醋制品。

使用注意　肝阳上亢、肝风内动、阴虚火旺、气机上逆者慎用。

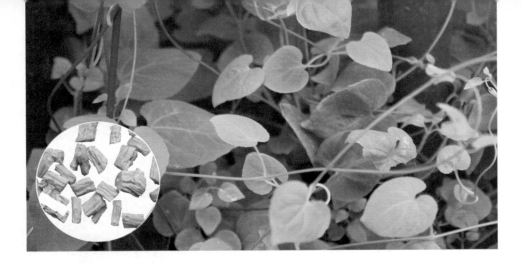

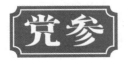

【别名】黄参、防党参、狮头参、上党参、中灵草、上党人参、防风党参。

来　　源　本品为桔梗科植物党参 Codonopsis pilosula (Franch.) Nannf. 、素花党参 Codonopsis pilosula Nannf. var. *modesta* (Nannf.) L. T. Shen 或川党参 Codonopsis tangshen Oliv. 的干燥根。

形态特征　多年生草本，有白色乳汁。根肥大肉质，呈长圆柱形，顶端有膨大的根头，具多数瘤状茎痕。茎缠绕，长而多分枝。叶在主茎及侧枝上互生，在小枝上近对生，叶卵形，全缘或微波状，上面绿色，被糙伏毛，下面粉绿色，密被柔毛。花单生于枝端；花萼贴生于子房中部，花冠阔钟状，黄绿色，内面有紫斑。蒴果短圆锥状。种子细小，多数。花、果期7～10月。

生境分布　生长于山地林边及灌木丛中。分布于山西、陕西、甘肃及东北等地。以山西产潞党参、东北产东党参、甘肃产的西党参品质俱佳。

采收加工　3年以上者于秋季（9～10月）采挖为佳，洗净泥土，按大小分别用绳穿起，晒至半干，用手或木板搓揉，使皮部与木部紧贴，搓、晒交替，直至全干。

性味归经　甘，平。归脾、肺经。

功能主治　健脾益肺，养血生津。用于脾肺气虚，食少倦怠，咳嗽虚喘，气血不足，面色萎黄，心悸气短，津伤口渴，内热消渴。

用量用法　9～30克，大剂量可用至30克，水煎服；或入丸、散。

使用注意　本品虽药性平和，但味甘能补气生热助邪，虚弱无实邪者宜用。气滞者禁用，正虚邪实者不宜单独用。反藜芦，畏五灵脂。

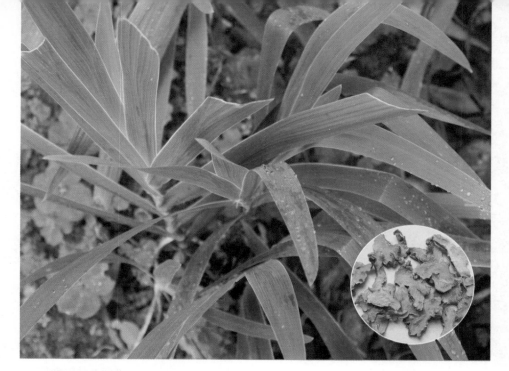

射干

【别名】寸干、乌扇、鬼扇、乌蒲、山蒲扇、野萱花、金蝴蝶。

来　　源　本品为鸢尾科植物射干 *Belamcanda chinensis* (L.) DC. 的干燥根茎。

形态特征　多年生草本，高50～120厘米。根茎横走，呈结节状。叶剑形，扁平，嵌迭状排成2列，叶长25～60厘米，宽2～4厘米。伞房花序顶生，总花梗和小花梗基部具膜质苞片，花橘红色，散生暗色斑点；子房下位，柱头3浅裂。蒴果倒卵圆形，种子黑色。花期6～8月，果期7～9月。

生境分布　生长于林下或山坡。分布于湖北、河南、江苏、安徽等地。

采收加工　春初刚发芽或秋末茎叶枯萎时采挖，除去须根及泥沙，干燥。

性味归经　苦，寒。归肺经。

功能主治　清热解毒，消痰利咽。用于热毒痰火郁结，咽喉肿痛，痰涎壅盛，咳嗽气喘。

用量用法　3～10克，煎服。

使用注意　孕妇忌用或慎用。

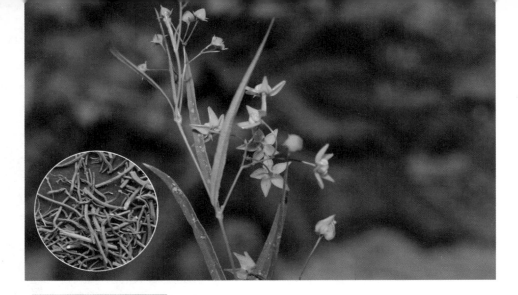

徐长卿

【别名】寮刁竹、逍遥竹、遥竹逍、对节莲、铜锣草、一枝香、英雄草、竹叶细辛。

来　　源　本品为萝藦科植物徐长卿 *Cynanchum paniculatum* (Bge.) Kitag. 的干燥根及根茎。

形态特征　多年生草本，高约65厘米。根茎短，须状根多数；茎细，刚直，节间长。叶对生，披针形至线形，长5～14厘米，宽2～8毫米，先端尖，全缘，边缘稍外反，有缘毛，基部渐狭，下面中脉隆起。圆锥花序顶生于叶腋，总花柄多分枝，花梗细柔，花多数；花萼5深裂，卵状披针形，花冠5深裂，广卵形，平展或下反，黄绿色；副花冠，黄色，肉质，肾形，基部与雄蕊合生；雄蕊连成筒状，花药2室；雌蕊1，子房上位，由2个离生心皮组成，花柱2，柱头合生。蓇葖果角状；种子顶端着生多数银白色茸毛。花期6～7月，果期9～10月。

生境分布　野生于山坡或路旁。全国大部分地区均产，以江苏、安徽、河北、湖南等地较多。

采收加工　秋季采挖，除去杂质，阴干。切碎生用。

性味归经　辛，温。归肝、胃经。

功能主治　祛风，化湿，止痛，止痒。用于风湿痹痛，胃痛胀满，牙痛，腰痛，跌扑伤痛，风疹、湿疹。

用量用法　3～12克，煎服；1.5～3克，入散剂。外用适量。

使用注意　本品气味芳香，入汤剂不宜久煎。

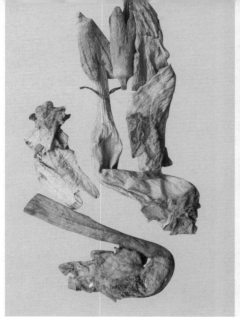
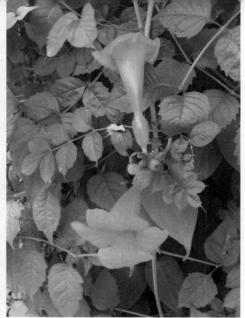

凌霄花

【别名】紫葳、中国霄、拿不走、大花凌霄。

来　源　本品为紫葳科植物凌霄 *Campsis grandiflora* (Thunb.) K. Schum. 或美洲凌霄 *Campsis radicans* (L.) Seem. 的干燥花。

形态特征　落叶木质藤本，借气根攀附于其他物上。茎黄褐色，具棱状网裂。叶对生，奇数羽状复叶，小叶卵形至卵状披针形，先端尾状渐尖，基部阔楔形，两侧不等大，边缘有粗锯齿，两面无毛，小叶柄着生处有淡黄褐色束毛。花序顶生，圆锥状，花大，花萼钟状，花冠漏斗状钟形。蒴果长如豆荚，具子房柄；种子多数，扁平，有透明的翅。花期5～8月。

生境分布　生长于墙根、树旁、竹篱边。全国各地均有，分布于江苏、浙江等地。

采收加工　夏、秋两季花盛开时采摘，晒干或低温干燥入药。

性味归经　甘、酸，寒。归肝、心包经。

功能主治　活血通经，凉血祛风。用于月经不调，经闭癥瘕，产后乳肿，风疹发红，皮肤瘙痒，痤疮。

用量用法　5～9克，煎服。外用适量。

使用注意　本品为破血之品，孕妇及气血虚弱者忌用。

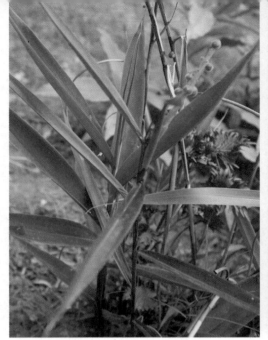
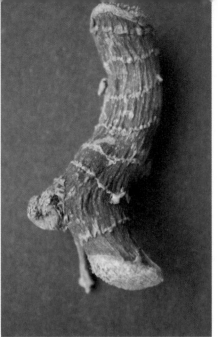

高良姜

【别名】风姜、良姜、蛮姜、小良姜、高凉姜、佛手根、海良姜。

来　　源　本品为姜科植物高良姜 *Alpinia officinarum* Hance 的干燥根茎。

形态特征　多年生草本，高30～110厘米，根茎棕红色或紫红色。叶互生，叶片线状披针形，先端渐尖或尾尖，基部渐窄，全缘或具不明显的疏钝齿，两面颏净；叶鞘开放抱茎，叶舌膜质，长达3厘米，棕色。总状花序顶生，花序轴被茸毛，小苞片极小，花萼先端不规则3浅圆裂，外被短毛；花冠管漏斗状。蒴果球形，不开裂，被茸毛，熟时橙红色。花期4～9月，果期5～11月。

生境分布　生长于山坡、旷野的草地或灌木丛中。分布于广东、广西、台湾等地。

采收加工　夏末秋初采挖生长4～6年的根茎，除去地上茎、须根及残留鳞片，洗净，切段，晒干。

性味归经　辛，热。归脾、胃经。

功能主治　温胃止呕，散寒止痛。用于脘腹冷痛，胃寒呕吐，嗳气吞酸。

用量用法　3～6克，煎服；研末服，每次3克。

使用注意　阴虚有热者忌用。

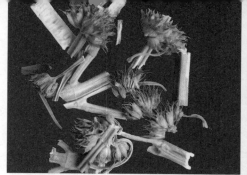
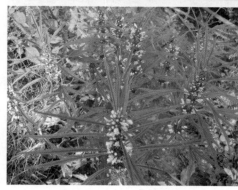
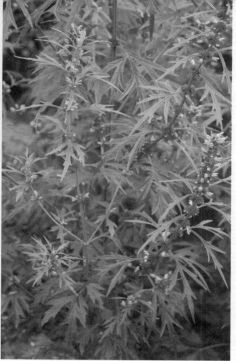

益母草

【别名】坤草、益母蒿、益母艾、红花艾。

来　　源　本品为唇形科植物益母草 *Leonurus japonicus* Houtt.的新鲜或干燥地上部分。

形态特征　一年或两年生草本。幼苗期无茎；基生叶圆心形，浅裂，叶交互对生，有柄，青绿色，质鲜嫩，揉之有汁；下部茎生叶掌状3裂。花前期茎呈方柱形；轮伞花序腋生，花紫色，多脱落。花萼内有小坚果4。花、果期6～9月。

生境分布　生长于山野荒地、田埂、草地等。全国大部分地区均有分布。

采收加工　鲜品春季幼苗期至初夏花前期采割；干品夏季茎叶茂盛、花未开或初开时采割，晒干或切段晒干。

性味归经　苦、辛，微寒。归肝、心包、膀胱经。

功能主治　活血调经，利尿消肿，清热解毒。用于月经不调，痛经经闭，恶露不尽，水肿尿少，疮疡肿毒。

用量用法　干品9～30克，鲜品12～40克，煎服。

使用注意　孕妇慎用。

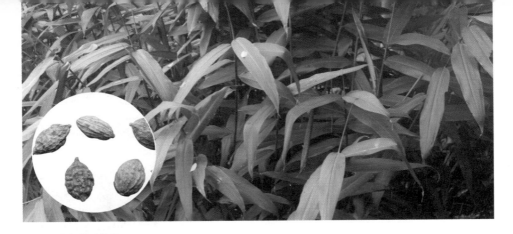

益智

【别名】益智仁、益智子。

来　　源　本品为姜科植物益智 *Alpinia oxyphylla* Miq. 的干燥成熟果实。

形态特征　多年生草本，高1~3米。根茎延长；茎直立，丛生。叶2列，具短柄；叶片披针形，长20~35厘米，宽3~6厘米，先端尾状渐尖，基部宽楔形，边缘具脱落性小刚毛，叶基残痕呈细齿状，两面无毛；叶舌膜质，2裂，被淡棕色柔毛。总状花序顶生，在花蕾时包藏于鞘状的总状苞片内；花序轴被极短的柔毛；小花梗长1~2毫米；苞片膜质，棕色；花萼管状，长约1.2厘米，先端3浅齿裂，一侧深裂，外被短柔毛；花冠管与萼管几等长，裂片3，长圆形，长约1.8厘米，上方1片稍大，先端略呈兜状，白色，外被短柔毛；唇瓣倒卵形，长约2厘米，粉红色，并有红色条纹，先端边缘皱波状；侧生退化雄蕊锥状，长约2毫米；雄蕊1，花丝扁平，线形，长约1.2厘米，花药长6~7毫米，药隔先端具圆形鸡冠状附属物；子房下位，密被茸毛。蒴果球形或椭圆形，干时纺锤形，果皮上有明显的纵向维管束条纹，长约1.2厘米，直径约1厘米，不开裂，果熟时黄绿色或乳黄色；种子多数，不规则扁圆形，被淡黄色假种皮。花期2~4月，果期5~8月。

生境分布　生长于林下阴湿处或栽培。分布于广东、广西、云南、福建等地。

采收加工　夏、秋两季果实由绿转红时采收，晒干。

性味归经　辛，温。归肾、脾经。

功能主治　温肾固精缩尿，温脾止泻摄涎。用于肾虚遗尿，小便频数，遗精白浊，脾寒泄泻，腹中冷痛，口多唾涎。

用量用法　3~10克，煎汤；或入丸、散。

使用注意　阴虚火旺者忌服。因热而致遗尿、尿频、崩漏者忌用。

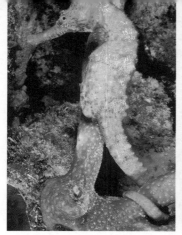
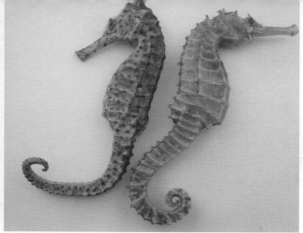

海马

【别名】龙落子、水马、马头鱼。

来　源　本品为海龙科动物线纹海马 *Hippocampus kelloggi* Jordan et Snyder、刺海马 *Hippocampus histrix* Kaup 、大海马 *Hippocampus kuda* Bleeker 、三斑海马 *Hippocampus trimaculatus* Leach 或小海马（海蛆）*Hippocampus japonicus* Kaup 的干燥体。

【识别特征】线纹海马体形侧扁，腹部稍凸出，躯干部呈七棱形，尾部四棱形，为海马中最大的一种，体长30～33厘米。头冠短小，尖端有5个短小的棘，略向后方弯曲。吻长，呈管状。眼较大，侧位且高。眼间隔小于眼径，微隆起。鼻孔小，每侧2个，相距很近，紧位于眼的前方。口小，端位，无牙。鳃盖凸出，鳃孔小，位近于侧背方。肛门位于躯干第11节的腹侧下方。体无鳞，完全为骨质环所包；体上各环棱棘短钝呈瘤状。背鳍长18～19厘米，较发达。臀鳍4，短小，胸鳍18，短宽，略呈扇形。各鳍无棘，鳍条均不分枝。尾端卷曲。全体淡黄色，体侧具白色线状斑点。

生境分布　多栖于深海藻类繁茂处。分布于广东、福建、台湾、海南等沿海地区。

采收加工　夏、秋两季捕捞，洗净，晒干；或除去皮膜及内脏，晒干。

性味归经　甘、咸，温。归肝、肾经。

功能主治　温肾壮阳，散结消肿。主治阳痿，遗尿，肾虚作喘，癥瘕积聚，跌扑损伤；外治痈肿疔疮。

用量用法　3～9克，煎服。外用适量，研末敷患处。

使用注意　孕妇及阴虚火旺者忌服。

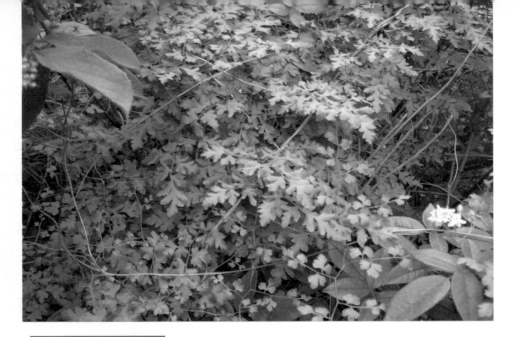

海金沙

【别名】铁蜈蚣、金砂截、罗网藤、铁线藤、蛤唤藤、左转藤。

来　　源　本品为海金沙科植物海金沙 *Lygodium japonicum* (Thunb.) Sw. 的干燥成熟孢子。

形态特征　多年生攀缘草本。根茎细长，横走，黑褐色或栗褐色，密生有节的毛；茎无限生长。海金沙叶多数生长于短枝两侧，短枝长3～8毫米，顶端有被毛茸的休眠小芽。叶2型，纸质，营养叶尖三角形，2回羽状，小羽片宽3～8毫米，边缘有浅钝齿；孢子叶卵状三角形，羽片边缘有流苏状孢子囊穗。孢子囊梨形，环带位于小头。孢子期5～11月。

生境分布　生长于阴湿山坡灌木丛中或路边林缘。分布于广东、浙江等地。

采收加工　立秋前后孢子成熟时采收，过早、过迟均易脱落。选晴天清晨露水未干时割下茎叶，放在衬有纸或布的筐内，于避风处晒干。然后用手搓揉、抖动，使叶背的孢子脱落，再用细筛筛去茎叶即可。

性味归经　甘，寒。归膀胱、小肠经。

功能主治　清利湿热，通淋止痛。用于热淋，石淋，血淋，膏淋，尿道涩痛。

用量用法　6～12克，煎服；宜用布包煎。

使用注意　无。

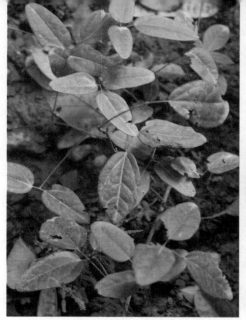
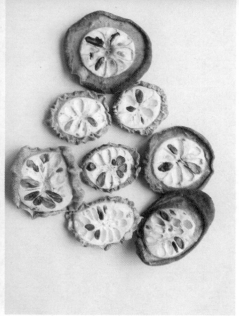

预知子

【别名】八月炸、八月扎、野香蕉。

来　　源　本品为木通科植物木通 *Akebia quinata* (Thunb.) Decne. 、三叶木通 *Akebia trifoliata* (Thunb.) Koidz. 或白木通 *Akebia trifoliata* (Thunb.) Koidz. var. *australis* (Diels) Rehd. 的成熟果实。

形态特征　蔓生植物。掌状复叶互生，小叶5，倒卵形或长倒卵形，长3～6厘米，先端圆、微凹或有短尖，全缘。花单性同株，总状花序腋生；雌花生长于花序上部，花被片3，淡紫色，雄蕊6；雄花生长于花序下部，花被3，退化雄蕊6，雌蕊6。果实肉质，长椭圆形，两端圆形，成熟时沿腹缝线开裂。花期4～5月，果期8月。

生境分布　生长于山林灌木丛中。分布于河南、浙江、陕西、山东、江苏、安徽、广东、湖北等地。

采收加工　夏、秋两季果实将变黄时采摘，晒干，或置沸水中略烫后晒干。

性味归经　苦，寒。归肝、胆、胃、膀胱经。

功能主治　疏肝理气，活血止痛，利尿。用于脘胁胀痛，痛经经闭，痰核痞块，小便不利。

用量用法　3～9克，煎服；或浸酒。

使用注意　凡脾虚作泄泻者勿服。

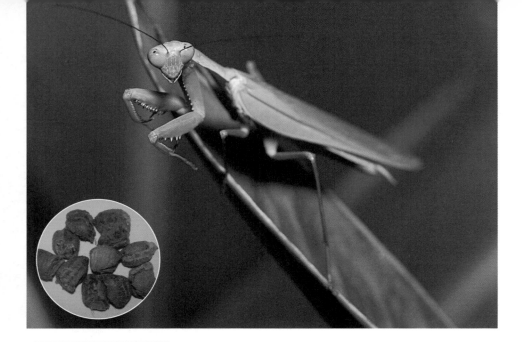

桑螵蛸

【别名】蜱蛸、桑蛸。

来　　源　本品为螳螂科昆虫大刀螂 *Tenodera sinensis* Saussure、小刀螂 *Statilia maculata* (Thunberg) 或巨斧螳螂 *Hierodula patellifera* (Serville) 的干燥卵鞘。

形态特征　大刀螂为体形较大，呈黄褐色或绿色，长约7厘米。头部三角形。前胸背板、肩部较发达。后部至前肢基部稍宽。前胸细长，侧缘有细齿排列。中纵沟两旁有细小的疣状突起，其后方有细齿，但不甚清晰。前翅革质，前缘带绿色，末端有较明显的褐色翅脉；后翅比前翅稍长，向后略微伸出，有深浅不等的黑褐色斑点散布其间。雌性腹部特别膨大。

生境分布　大刀螂喜欢栖息在杂草或灌木上，生活在低、中海拔山区，也有栖息在树上的。全国大部分地区均产。

采收加工　深秋至翌年春季均可采收。采得后，除去树枝和泥土，蒸1小时，晒干。

性味归经　甘、咸，平。归肝、肾经。

功能主治　补肾助阳，固精缩尿。用于遗精滑精，遗尿尿频，小便白浊。

用量用法　3～10克，煎服。

使用注意　本品助阳固涩，故阴虚火旺、膀胱有热而小便短赤者忌用。

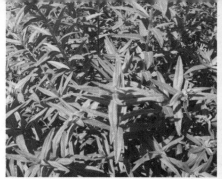
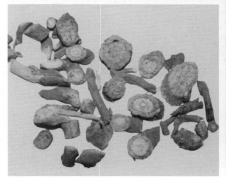
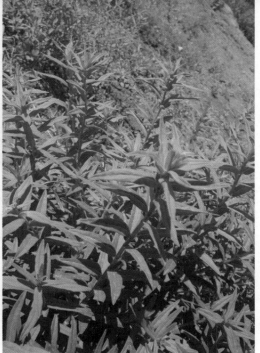

黄芩

【别名】山茶根、黄芩茶、土金茶根。

来　　源　本品为唇形科植物黄芩 *Scutellaria baicalensis* Georgi 的根。

形态特征　多年生草本。茎高20～60厘米，四棱形，多分枝。叶披针形，对生，茎上部叶略小，全缘，上面深绿色，无毛或疏被短毛，下面有散在的暗腺点。圆锥花序顶生；花蓝紫色，二唇形，常偏向一侧。小坚果，黑色。花、果期7～9月。

生境分布　生长于山顶、林缘、路旁、山坡等向阳较干燥的地方。分布于河北、山西、内蒙古，以及河南、陕西等地。以山西产量最多，河北承德产者质量最好。

采收加工　春、秋两季采挖，除去残茎、须根，撞去粗皮，晒干。

性味归经　苦，寒。归肺、胃、胆、大肠、小肠经。

功能主治　清热燥湿，泻火解毒，安胎，止血。用于湿温、暑湿，胸闷呕恶，湿热痞满，泻痢，黄疸，肺热咳嗽，高热烦渴，血热吐衄，痈肿疮毒，胎动不安。

用量用法　3～10克，煎服。清热多生用，安胎多炒用，止血多炒炭用，清上焦热多酒炒用。子芩偏泻大肠火，清下焦湿热；枯芩偏泻肺火，清上焦热。

使用注意　苦寒伤胃、脾胃虚寒者不宜使用。

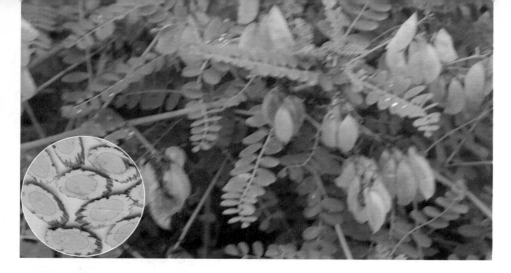

黄芪

【别名】黄耆、箭芪、绵芪、绵黄芪。

来　　源　本品为豆科植物蒙古黄芪 *Astragalus membranaceus* (Fisch.) Bge. var. *mongholicus* (Bge.) Hsiao 或膜荚黄芪 *Astragalus membranaceus* (Fisch.) Bge. 的干燥根。

形态特征　多年生草本。茎直立，上部有分枝。奇数羽状复叶互生，小叶12～18对；小叶片广椭圆形或椭圆形，下面被柔毛；托叶披针形。总状花序腋生；花萼钟状，密被短柔毛，具5萼齿；花冠黄色，旗瓣长圆状倒卵形，翼瓣及龙骨瓣均有长爪；雄蕊10，二体；子房有长柄。荚果膜质，半卵圆形，无毛。花期6～7月，果期7～9月。

生境分布　生长于土层深厚、土质疏松、肥沃、排水良好、向阳干燥的中性或微酸性沙质壤土，平地或向阳的山坡均可种植。分布于山西、黑龙江、内蒙古等地，以山西雁北、忻州地区和内蒙古及东北栽培的为优。

采收加工　生长5～7年的黄芪，春、秋两季采挖，切去根头，除去须根、泥土，洗净晒干，按质分等级。

性味归经　甘，微温。归肺、脾经。

功能主治　补气升阳，固表止汗，利水消肿，生津养血，行滞通痹，托毒排脓，敛疮生肌。用于气虚乏力，食少便溏，中气下陷，久泻脱肛，便血崩漏，表虚自汗，气虚水肿，内热消渴，血虚萎黄，半身不遂，痹痛麻木，痈疽难溃，久溃不敛。

用量用法　9～30克，煎服；大剂量可用至30～120克。补气升阳蜜炙用，其他方面多生用。

使用注意　疮疡初起、表实邪盛及阴虚阳亢等证患者，不宜用。

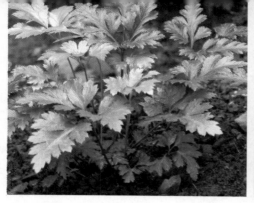
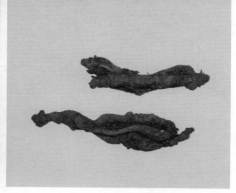

黄连

【别名】川连、尾连、姜连、萸连、川黄连、萸黄连。

来　源　本品为毛茛科植物黄连 *Coptis chinensis* Franch.、三角叶黄连 *Coptis deltoidea* C. Y. Cheng et Hsiao 或云莲 *Coptis teeta* Wall. 的根茎。

形态特征　黄连为多年生草本，高15～25厘米。根茎黄色，成簇生长。叶基生，具长柄，叶片稍带革质，卵状三角形，3全裂，中央裂片稍呈菱形，具柄，长为宽的1.5～2倍，羽状深裂，边缘具锐锯齿；侧生裂片斜卵形，比中央裂片短，叶面沿脉被短柔毛。花葶1～2，2歧或多歧聚伞花序，萼片黄绿色，长椭圆状卵形至披针形，长9～12.5毫米；花瓣线形或线状披针形，长5～7毫米，中央有蜜槽；雄蕊多数，外轮比花瓣略短；心皮8～12。蓇葖果具柄。花期2～3月，果期4～6月。

生境分布　生长于海拔1000～1900米的山谷、凉湿荫蔽密林中，也有栽培品。分布于我国中部及南部各省。以四川、云南产量较大。

采收加工　秋季采挖，除去苗叶、须根及泥沙，干燥，撞去残留须根。生用或炒用。

性味归经　苦，寒。归心、脾、胃、肝、胆、大肠经。

功能主治　清热燥湿，泻火解毒。用于湿热痞满，呕吐吞酸，泻痢，黄疸，高热神昏，心火亢盛，心烦不寐，心悸不宁，血热吐衄，目赤，牙痛，消渴，痈肿疔疮；外治湿疹，湿疮，耳道流脓。酒黄连善清上焦火热，用于目赤，口疮；姜黄连清胃和胃止呕，用于寒热互结，湿热中阻，痞满呕吐；萸黄连舒肝和胃止呕，用于肝胃不和，呕吐吞酸。

用量用法　3～10克，煎服；入丸、散，1～1.5克。外用适量。炒用制其寒性，姜汁炒清胃止呕，酒炒清上焦火，吴茱萸炒清肝胆火。

使用注意　苦寒易伤脾胃，故脾胃虚寒者慎用。

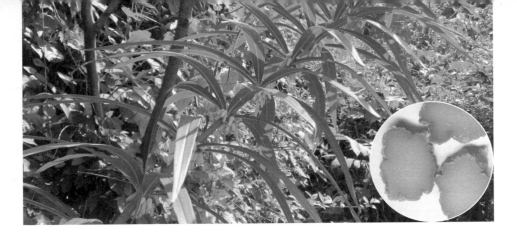

黄精

【别名】菟竹、鹿竹、鸡头参、白及黄精、玉竹黄精。

来　　源　本品为百合科植物黄精 *Polygonatum sibiricum* Red. 的干燥根茎。

形态特征　多年生草本。根茎横生，肥大肉质，黄白色，略呈扁圆形；有数个茎痕，茎痕处较粗大，最粗处直径可达2.5厘米，生少数须根；茎直立，圆柱形，单一，高50～80厘米，光滑无毛。叶无柄；通常4～5枚轮生；叶片线状披针形至线形，长7～11厘米，宽5～12毫米，先端渐尖并卷曲，上面绿色，下面淡绿色。花腋生，下垂，花梗长1.5～2厘米，先端2歧；苞片小，远较花梗短；花被筒状，长8～13毫米，白色，先端6齿裂，带绿白色；雄蕊着生于花被筒数管的中部，花丝光滑；雌蕊与雄蕊等长，子房上位，柱头上有白色毛。浆果球形，直径7～10毫米，成熟时黑色。花期5～6月，果期6～7月。

生境分布　生长于土层较深厚、疏松肥沃、排水和保水性能较好的土壤中。分布于贵州、湖南、浙江、广西、河北、河南、湖北等地。目前除贵州、湖南、广西主产姜形黄精优质外，安徽九华山所产者也属上品。北方河北、内蒙古大量出产鸡头黄精。

采收加工　春、秋两季采挖，除去须根，洗净，置沸水中略烫或蒸至透心，干燥。

性味归经　甘，平。归肺、脾、肾经。

功能主治　补气养阴，健脾，润肺，益肾。用于脾胃气虚，体倦乏力，胃阴不足，口干食少，肺虚燥咳，劳嗽咳血，精血不足，腰膝酸软，须发早白，内热消渴。

用量用法　干品9～15克，鲜品30～60克，煎汤；或入丸、散；或熬膏。外用适量，煎水洗，或以酒、醋泡涂。

使用注意　凡脾虚有湿、咳嗽痰多、中寒便溏及痞满气滞者不宜用。

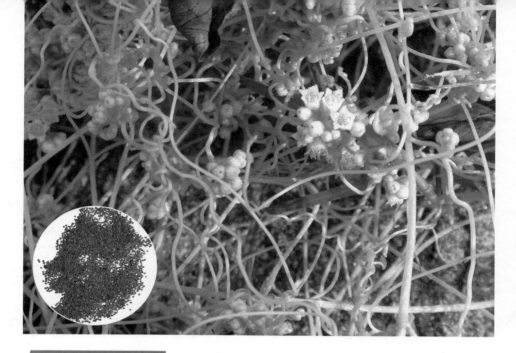

菟丝子

【别名】萝丝子、豆寄生、豆须子、巴钱天、黄鳝藤、金黄丝子。

来　　源　本品为旋花科植物菟丝子 *Cuscuta chinensis* Lam. 的干燥成熟种子。

形态特征　一年生寄生草本，全株无毛。茎细，缠绕，黄色，无叶。花簇生于叶腋，苞片及小苞片鳞片状；花萼杯状，花冠白色，钟形，长为花萼的2倍，5裂，裂片向外反曲；雄蕊花丝扁短，基部生有鳞片，矩圆形，边缘流苏状。蒴果扁球形，被花冠全部包住，盖裂。花期7～9月，果期8～10月。

生境分布　生长于田边、荒地及灌木丛中，常寄生于豆科等植物上。分布于东北辽阳、盖平以及河南、山东、山西等地。

采收加工　秋季种子成熟时割取其地上部分，晒干，打下种子，除去杂质。

性味归经　辛、甘，平。归肝、肾、脾经。

功能主治　补益肝肾，固精缩尿，安胎，明目，止泻；外用消风祛斑。用于肝肾不足，腰膝酸软，阳痿遗精，遗尿尿频，肾虚胎漏，胎动不安，目昏耳鸣，脾肾虚泻；外治白癜风。

用量用法　6～12克，煎服；或入丸、散。

使用注意　阴虚火旺、大便燥结、小便短赤者不宜服用。

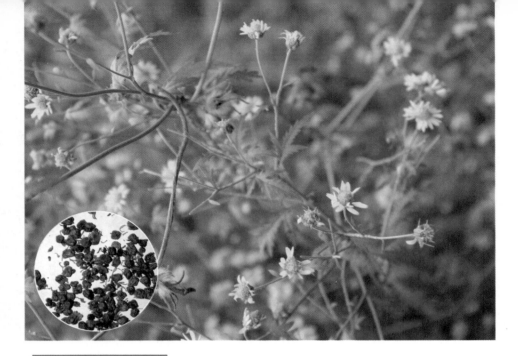

野菊花

【别名】苦薏、黄菊花、山菊花、甘菊花、路边菊、千层菊。

来　　源　本品为菊科植物野菊 *Chrysanthemum indicum* L. 的干燥头状花序。

形态特征　多年生草本。根茎粗厚，分枝，有长或短的地下匍匐枝；茎直立或基部铺展。茎生叶卵形或长圆状卵形，羽状分裂或分裂不明显；顶裂片大；侧裂片常2对，卵形或长圆形，全部裂片边缘浅裂或有锯齿。头状花序，在茎枝顶端排成伞房状圆锥花序或不规则的伞房花序；舌状花黄色。瘦果，有5条极细的纵肋，无冠状冠毛。花期9～10月。

生境分布　生长于山坡、路旁、原野。全国各地均有分布。

采收加工　秋、冬两季花初开放时采摘，晒干或蒸后晒干。

性味归经　苦、辛，微寒。归肝、心经。

功能主治　清热解毒，泻火平肝。用于疔疮痈肿，目赤肿痛，头痛眩晕。

用量用法　9～15克，煎服。外用适量。

使用注意　脾胃虚寒者及孕妇慎用。

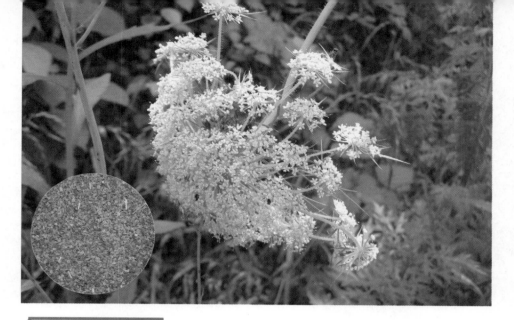

蛇床子

【别名】蛇珠、野茴香、秃子花、蛇床实、蛇床仁、野萝卜碗子。

来　　源　本品为伞形科植物蛇床 *Cnidium monnieri* (L.) Cuss. 的干燥成熟果实。

形态特征　一年生草本，高30～80厘米。茎直立，多分枝，中空，表面具深纵条纹，疏生细柔毛。基生叶有柄；茎基部叶有短阔的叶鞘，边缘有膜质；茎上部叶几全部简化成鞘状；叶片轮廓卵形至卵状披针形。复伞形花序顶生或侧生，总苞片8～10，线形有长尖；花瓣白色。双悬果长圆形，分果具5棱，果棱呈翅状，无毛。果实呈椭圆形，由2个分果合抱而成。花期4～7月，果期6～10月。

生境分布　生长于弱碱性稍湿草甸子、河沟旁、碱性草原、田间路旁。分布于广东、广西、安徽、江苏等地。

采收加工　夏、秋两季果实成熟时割取全株，晒干，取下果实，除去杂质，晒干。

性味归经　辛、苦，温；有小毒。归肾经。

功能主治　燥湿祛风，杀虫止痒，温肾壮阳。用于阴痒带下，湿疹瘙痒，湿痹腰痛，肾虚阳痿，宫冷不孕。

用量用法　3～10克，煎汤；或入丸、散。外用15～30克，水煎洗；或研末干掺；或油调涂；也可制成片、栓剂纳入阴道。

使用注意　肾阴不足、相火易动、精关不固、下焦湿热者不宜服用。

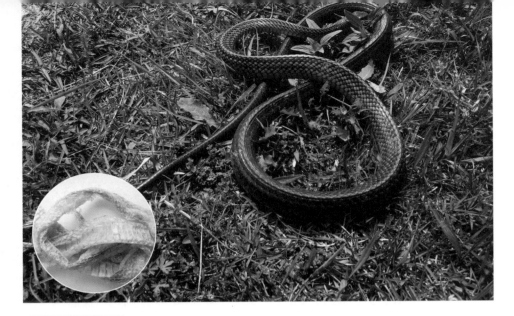

蛇蜕

【别名】蛇符、蛇退、蛇壳、蛇皮、龙衣、龙子衣、龙子单衣。

来　　源　本品为游蛇科动物黑眉锦蛇 *Elaphe taeniura Cope*、锦蛇 *Elaphe carinata* (Guenther) 或乌梢蛇 *Zaocys dhumnades* (Cantor) 等蜕下的干燥表皮膜。

形态特征　黑眉锦蛇为大型无毒蛇，全长2米左右。上唇鳞9（4—2—3）或8—10—7；颊鳞1；眶后鳞2；中央9～17行微棱；腹鳞222～267；肛鳞2；尾下鳞76～122对。头和体背黄绿色或棕灰色；眼后有一条明显的黑纹，也是该蛇命名的主要依据；体背的前、中段有黑色梯形或蝶状斑纹，略似秤星，故又名秤星蛇；由体背中段往后斑纹渐趋隐失，但有4条清晰的黑色纵带直达尾端，中央数行背鳞具弱棱。

生境分布　分布于安徽、江苏、浙江、福建、台湾、广东、江西、湖北、四川、云南等地。

采收加工　全年皆可收集，但以3～4月间为最多。取得后抖去泥沙，晒干或晾干。

性味归经　咸、甘，平。归肝经。

功能主治　祛风，定惊，退翳，解毒。用于小儿惊风，抽搐痉挛，翳障，喉痹，疔肿，皮肤瘙痒。

用量用法　2～3克，煎汤；研末服，0.3～0.6克。外用适量，煎汤洗涤或研末调敷。

使用注意　孕妇忌服。

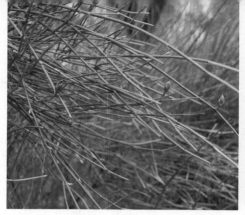
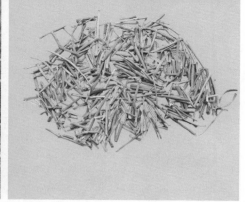

麻黄

【别名】龙沙、狗骨、卑相、卑盐。

来　　源　本品为麻黄科植物草麻黄 Ephedra sinica stapf、木贼麻黄 Ephedra eguisetina Bge. 和中麻黄 Ephedra intermedia Schrenk et. C. A. Mey 的干燥草质茎。

形态特征　草麻黄为多年生草本状小灌木，高30～70厘米。木质茎匍匐卧于土中；草质茎直立，黄绿色，节间细长，长2～6厘米，直径1～2毫米。鳞叶膜质，鞘状，长3～4毫米，下部1/3～2/3合生，围绕茎节，上部2裂，裂片锐三角形，中央有2脉。花成鳞球花序，雌雄异株，少有同株者；雄花序阔卵形，通常3～5个呈复穗状，顶生及侧枝顶生，稀为单生；苞片3～5对，革质，边缘膜质，每苞片内各有1雄花；雄花具无色膜质倒卵形筒状假花被；雄蕊6～8，伸出假花被外，花药长方形或倒卵形，聚成一团，花丝合生1束；雌花序多单生枝端，卵圆形；苞片4～5对，绿色，革质，边缘膜质，最上一对合生部分占1/2以上，苞片内各有1雌花；雌花有厚壳状假花被，包围胚珠之外，珠被先端延长成细长筒状直立的珠被管，长1～1.5毫米；雌花序成熟时苞片增大，肉质，红色，呈浆果状。种子2枚，卵形。花期5月，种子成熟期7月。

生境分布　生长于干燥的山冈、高地、山田或干枯的河床中。分布于吉林、辽宁、内蒙古、河北、河南、山西等地。

采收加工　8～10月割取地上绿色草质茎，通风处晾干或晒干。

性味归经　辛、微苦，温。归肺、膀胱经。

功能主治　发汗解表，宣肺平喘，利水消肿。用于风寒感冒，胸闷喘咳，风水浮肿。蜜麻黄润肺止咳；多用于表证已解，气喘咳嗽。

用量用法　3～10克，煎服。发汗解表常用生麻黄，止咳平喘多用炙麻黄。

使用注意　本品发散力强，多汗、虚喘病人慎用。能升高血压、兴奋中枢神经系统，故高血压、失眠患者也慎用。

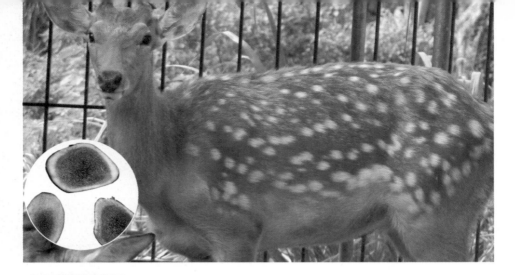

鹿茸

【别名】斑龙珠。

来　　源　本品为鹿科动物梅花鹿 Cervus nippon Temminck 或马鹿 Cervus elaphus Linnaeus. 的雄鹿未骨化密生茸毛的幼角。前者称"梅花茸"，后者称"马鹿茸"。

形态特征　梅花鹿头部略圆，颜面部较长，鼻端裸露，眼大而圆，眶下腺呈裂缝状，泪窝明显，耳长且直立，颈部长，四肢细长，主蹄狭而尖，侧蹄小，尾较短。毛色随季节的改变而改变，夏季体毛为棕黄色或栗红色，无绒毛，在背脊两旁和体侧下缘镶嵌着许多排列有序的白色斑点，状似梅花，因而得名。

生境分布　梅花鹿主要分布于吉林、辽宁、内蒙古；马鹿主要分布于黑龙江、吉林、青海、新疆、四川、福建等省区。

采收加工　分锯茸和砍茸两种方法。锯茸，一般从第三年的鹿开始锯茸。二岔茸每年可采收2次，每次在清明后45～50日（头茬茸），采后50～60日采第二次（二茬茸）；三岔茸则采1次，约在7月下旬。锯时应迅速将茸锯下，伤口敷上止血药。将锯下的鹿茸立即进行烫炸等加工，以积血排尽为度，阴干或烘干。砍茸，将鹿头砍下，再将茸连脑盖骨锯下，刮净残肉，绷紧脑皮，进行烫炸等方式加工，阴干。

性味归经　甘、咸，温。归肝、肾经。

功能主治　壮肾阳，益精血，强筋骨，调冲任，托疮毒。用于肾阳不足，精血亏虚，阳痿滑精，宫冷不孕，羸瘦，耳鸣，腰脊冷痛，筋骨痿软，崩漏带下，阴疽不敛。

用量用法　1～2克，研末服；或入丸、散。

使用注意　高血压、肝炎、肾炎患者忌用。不宜与降糖药、水杨酸类药合用。

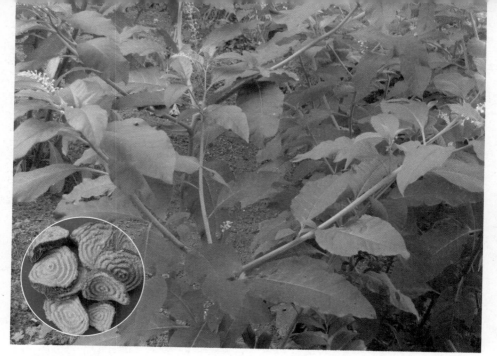

商陆

【别名】当陆、章陆、山萝卜、章柳根、见肿消。

来　　源　本品为商陆科植物商陆 *Phytolacca acinosa* Roxb. 或垂序商陆 *Phytolacca americana* L. 的干燥根。

形态特征　多年生草本，全株光滑无毛。根粗壮，圆锥形，肉质，外皮淡黄色，有横长皮孔，侧根甚多。茎绿色或紫红色，多分枝。单叶互生，具柄，柄的基部稍扁宽；叶片卵状椭圆形或椭圆形，先端急尖或渐尖，基部渐狭，全缘。总状花序生于枝端或侧生于茎上，花序直立；花初为白色，后渐变为淡红色。浆果，扁圆状，有宿萼，熟时呈深红紫色或黑色；种子肾形，黑色。花期5～8月，果期6～10月。

生境分布　生长于路旁疏林下或栽培于庭园。分布于全国大部分地区。

采收加工　秋季至次春采挖，除去须根及泥沙，切成块或片，晒干或阴干。

性味归经　苦，寒；有毒。归肺、脾、肾、大肠经。

功能主治　逐水消肿，通利二便；外用解毒散结。用于水肿胀满，二便不通；外治痈肿疮毒。

用量用法　3～9克，煎服。外用适量，鲜品捣烂或干品研末涂敷。

使用注意　孕妇忌用。

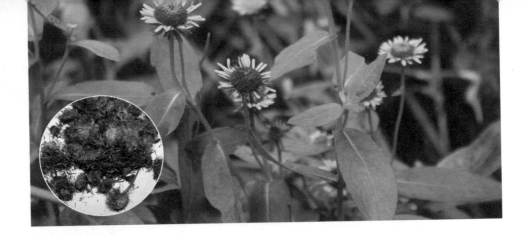

旋覆花

【别名】金钱花、金沸花、满天星、全福花、金盏花、猫耳朵花。

来　　源　本品为菊科植物旋覆花 *Inula japonica* Thunb. 或欧亚旋覆花 *Inula britannica* L. 的干燥头状花序。

形态特征　多年生草本，高30～80厘米。根状茎短，横走或斜升，具须根；茎单生或簇生，绿色或紫色，有细纵沟，被长伏毛。基部叶花期枯萎，中部叶长圆形或长圆状披针形，长4～13厘米，宽1.5～4.5厘米，先端尖，基部渐狭，常有圆形半抱茎的小耳，无柄，全缘或有疏齿，上面具疏毛或近无毛，下面具疏伏毛和腺点，中脉和侧脉有较密的长毛；上部叶渐小，线状披针形。头状花序，直径3～4厘米，多数或少数排列成疏散的伞房花序；花序梗细长；总苞半球形，直径1.3～1.7厘米，总苞片约5层，线状披针形，最外层带叶质而较长；外层基部革质，上部叶质；内层干膜质；舌状花黄色，较总苞长2～2.5倍；舌片线形，长10～13毫米；管状花花冠长约5毫米，有3披针形裂片；冠毛白色，1轮，有20余粗糙毛。瘦果圆柱形，长1～1.2毫米，有10条纵沟，被疏短毛。花期6～10月，果期9～11月。

生境分布　生长于海拔150～2400米的山坡路旁、湿润草地、河岸和田埂上。广布于东北、华北、华东、华中及广西等地。

采收加工　夏、秋两季花开放时采收，除去杂质，阴干或晒干。

性味归经　苦、辛、咸，微温。归肺、脾、胃、大肠经。

功能主治　降气，消痰，行水，止呕。用于风寒咳嗽，痰饮蓄结，胸膈痞闷，喘咳痰多，呕吐噫气，心下痞硬。

用量用法　3～9克，包煎。

使用注意　阴虚燥咳、大便泄泻者不宜用。

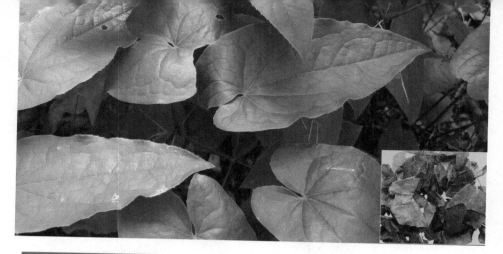

淫羊藿

【别名】羊藿、仙灵脾、黄连祖、牛角花、羊藿叶、羊角风。

来　　源　本品为小檗科植物淫羊藿 *Epimedium brevicornu* Maxim.、箭叶淫羊藿 *Epimedium sagittatum* Maxim.、柔毛淫羊藿 *Epimedium pubescens* Maxim.、巫山淫羊藿 或朝鲜淫羊藿 *Epimedium koreanum* Nakai的干燥地上部分。

形态特征　多年生草本，高30～40厘米。根茎长，横走，质硬，须根多数。叶为2 回3出复叶，小叶9，有长柄，小叶片薄革质，卵形至长卵圆形，长4.5～9厘米，宽 3.5～7.5厘米，先端尖，边缘有细锯齿，锯齿先端有刺状毛，基部深心形，侧生小 叶基部斜形，上面幼时有疏毛，开花后毛渐脱落，下面有长柔毛。花4～6朵成总状 花序，花序轴无毛或偶有毛，花梗长约1厘米；基部有苞片，卵状披针形，膜质；花 大，直径约2厘米，黄白色或乳白色；花萼8，卵状披针形，2轮，外面4片小，不同 形，内面4片较大，同形；花瓣4，近圆形，具长距；雄蕊4；雌蕊1，花柱长。蓇葖果 纺锤形，成熟时2裂。花期4～5月，果期5～6月。

生境分布　生长于山坡阴湿处、山谷林下或沟岸。分布于陕西、四川、湖北、山西、 广西等地。

采收加工　夏、秋两季采收，割取茎叶除去杂质，晒干或阴干。

性味归经　辛、甘，温。归肝、肾经。

功能主治　补肾阳，强筋骨，祛风湿。用于肾阳虚衰，阳痿遗精，筋骨痿软，风湿痹 痛，麻木拘挛。

用量用法　6～10克，煎服；或浸酒、熬膏，入丸、散。

使用注意　阴虚火旺者不宜用。

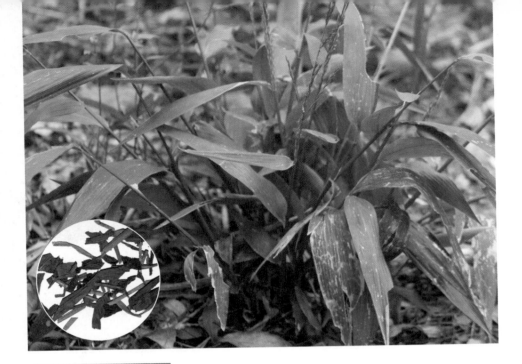

淡竹叶

【别名】长竹叶、山鸡米、淡竹米、野麦冬、土麦冬、竹叶麦冬。

来　　源　本品为禾本科植物淡竹叶 *Lophatherum gracile* Brongn. 的干燥茎叶。

形态特征　多年生草本，高40～100厘米。根茎短缩而木化。秆直立，中空，节明显。叶互生，广披针形，先端渐尖，基部收缩呈柄状，无毛或两面有小刺毛，脉平行并有小横脉；叶舌短小，质硬，具缘毛。圆锥花序顶生，小枝开展；小穗狭披针形。颖果深褐色。花、果期6～10月。

生境分布　生长于林下或沟边阴湿处。分布于长江流域至南部各地。

采收加工　夏季未抽花穗前采割，晒干，切段生用。

性味归经　甘、淡，寒。归心、胃、小肠经。

功能主治　清热泻火，除烦止渴，利尿通淋。用于热病烦渴，小便短赤涩痛，口舌生疮。

用量用法　6～10克，煎服。

使用注意　虚寒证患者忌用。

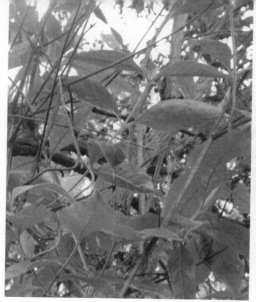
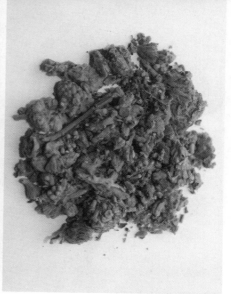

密蒙花

【别名】蒙花、蒙花珠、糯米花、老蒙花、水锦花、鸡骨头花。

来　源　本品为马钱科植物密蒙花 *Buddleja officinalis* Maxim. 的干燥花蕾及花序。

形态特征　灌木，高约3米，可达6米。小枝微具4棱，枝及叶柄、叶背、花序等均密被白色至棕黄色星状毛及茸毛。单叶对生，具柄；叶片矩圆状披针形至披针形，长5～12厘米，宽1～4.5厘米，先端渐尖，基部楔形，全缘或有小齿。聚伞花序组成圆锥花序，顶生及腋生，长5～12厘米；花小，花萼及花冠密被茸毛；花萼钟形，4裂；花冠淡紫色至白色，微带黄色，筒状，长1～1.2厘米，直径2～3毫米，先端4裂，裂片卵圆形；雄蕊4，近无花丝，着生于花冠筒中部；子房上位，2室，被毛。蒴果卵形，2瓣裂；种子多数，细小，具翅。花期3～4月，果期5～8月。

生境分布　生长于山坡、杂木林地、河边和丘陵地带，通常为半阴生。分布于湖北、四川、陕西、河南、广东、广西、云南等地。

采收加工　多在春季花蕾紧密尚未开放时采收。除去杂质，晒干。

性味归经　甘，微寒。归肝经。

功能主治　清热泻火，养肝明目，退翳。用于目赤肿痛，多泪羞明，目生翳膜，肝虚目暗，视物昏花。

用量用法　3～9克，煎服。

使用注意　肝经风热目疾者不宜用。

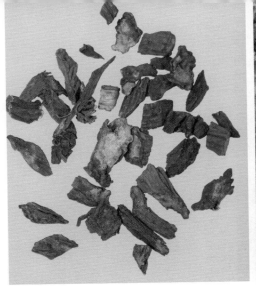
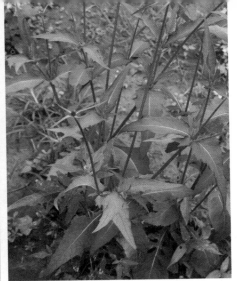

续断

【别名】川断、接骨、南草、山萝卜。

来　　源　本品为川续断科植物川续断 *Dipsacus asper* Wall. ex Henry 的根。

形态特征　多年生草本，高50～100厘米；主根数条并生。茎直立有棱，并有刺毛。叶对生，基生叶有长柄，叶片羽状分裂；茎生叶有短柄，叶片3裂，中央裂片大，边缘有粗锯齿，叶面被短毛或刺毛。头状花序，总苞片窄线形，数枚，苞片倒卵形，顶端有尖头状长喙，花冠白色或淡黄色。花期7～9月，果期9～11月。

生境分布　生长于土壤肥沃、潮湿的山坡、草地，野生、栽培均有。主要分布于湖北长阳、宜都、鹤峰、巴东，尤以鹤峰产者最优。四川涪陵，湖南石门、慈利，广西金县、灌阳，广东、云南、贵州等地也产。

采收加工　8～10月采挖，洗净泥沙，除去根头、尾梢及细根，阴干或炕干。本品不宜日晒，否则质硬、色白，质差。

性味归经　苦、辛，微温。归肝、肾经。

功能主治　补肝肾，强筋骨，续折伤，止崩漏。用于肝肾不足，腰膝酸软，风湿痹痛，跌扑损伤，筋伤骨折，崩漏，胎漏。酒续断多用于风湿痹痛，跌扑损伤，筋伤骨折；盐续断多用于腰膝酸软。

用量用法　10～15克，煎服；或入丸、散。外用适量，捣烂外敷。治崩漏下血宜炒用。

使用注意　恶雷丸。初痢者勿用；怒气郁者禁用。

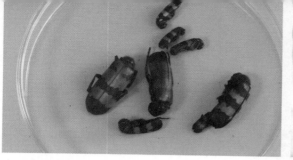
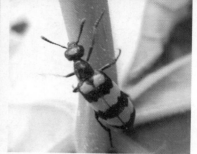

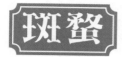

【别名】斑猫、龙尾、斑蚝、龙蚝、斑菌、斑毛、班蝥。

来　　源　本品为芫菁科昆虫南方大斑蝥 *Mylabris phalerata* Pallas 或黄黑小斑蝥 *Mylabris.cichorii* Linnaeus 的干燥体。

形态特征　南方大斑蝥：体长15～30毫米，底色黑色，被黑绒毛。头部圆三角形，具粗密刻点，额中央有一条光滑纵纹。复眼大，略呈肾脏形。触角1对，线状，11节，末端数节膨大呈棒状，末节基部狭于前节。前胸长稍大于阔，前端狭于后端；前胸背板密被刻点，中央具一条光滑纵纹，后缘前面中央有一凹陷，后缘稍向上翻，波曲形。小楯片长形，末端圆钝。鞘翅端部阔于基部，底色黑色，每翅基部各有2个大黄斑，个别个体中斑点缩小；翅中央前后各有一黄色波纹状横带；翅面黑色部分刻点密集，密生绒毛，黄色部分刻点及绒毛较疏。鞘翅下为1对透明的膜质翅，带褐色。足3对，有黑色长绒毛，前足和中足跗节均为5节；后足的跗节则为4节，跗节先端有2爪；足关节处能分泌黄色毒液，接触皮肤能起水泡。腹面也具黑色长绒毛。幼虫共6龄，以假蛹越冬；成虫4～5月开始为害，7～9月为害最烈，多群集，取食于大豆之花、叶，花生，茄子叶片及棉花的芽、叶、花等。

生境分布　主要分布于河南、广西、安徽、四川、江苏、湖南等地。

采收加工　夏、秋两季捕捉，闷死或烫死，晒干。

性味归经　辛，热；有大毒。归肝、胃、肾经。

功能主治　破血逐瘀，散结消癥，攻毒蚀疮。用于癥瘕，经闭，顽癣，瘰疬，赘疣，痈疽不溃，恶疮死肌。

用量用法　0.03～0.06克，多入丸、散。外用适量，研末敷贴，或酒、醋浸泡，或泡用。

使用注意　本品有大毒，内服宜慎，严格掌握剂量，体弱者及孕妇忌服；外敷刺激皮肤发红、起泡，甚至腐烂，不可敷之过久或大面积使用。内服过量会引起恶心、呕吐、腹泻、尿血及肾功能损害。

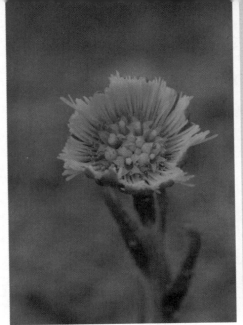
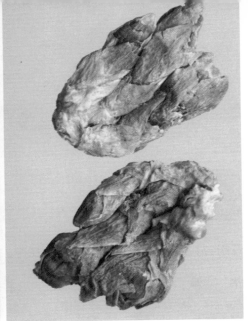

款冬花

【别名】冬花、款花、艾冬花、看灯花、九九花。

来　　源　本品为菊科植物款冬 *Tussilago farfara* L. 的干燥花蕾。

形态特征　多年生草本，高10～25厘米。叶基生，具长柄，叶片圆心形，先端近圆或钝尖，基部心形，边缘有波状疏齿，下面密生白色茸毛。花葶冬季先叶抽出，花茎数个，被白茸毛；鳞状苞叶椭圆形，淡紫褐色；头状花序单一顶生，黄色，外具多数被茸毛的总苞片，边缘具多层舌状花，雌性，中央管状花两性。瘦果，具纵棱。花期2～3月，果期4月。

生境分布　栽培或野生于河边、沙地。分布于河南、甘肃、山西、陕西等地；甘肃灵台产者称"灵台冬花"，品质最优。

采收加工　12月或地冻前花尚未出土时采挖，除去花梗及泥沙，阴干。本品不宜日晒，不可见雾、露、雨和雪，否则不易保持色泽鲜艳。

性味归经　辛、微苦，温。归肺经。

功能主治　润肺下气，止咳化痰。用于新久咳嗽，喘咳痰多，劳嗽咳血。

用量用法　5～10克，煎服（也可烧烟吸之）。外感暴咳宜生用，内伤久咳宜炙用。

使用注意　大便溏泄者不宜用。

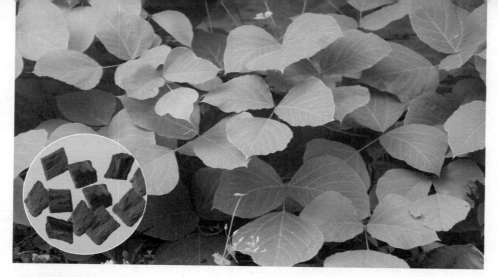

葛根

【别名】干葛、甘葛、粉葛、葛葛根、葛子根、葛麻茹、葛条根、鸡齐根。

来　源　本品为豆科植物野葛 *Pueraria lobata* (Willd.) Ohwi 的干燥根。

形态特征　藤本，全株被黄褐色长毛。块根肥大，富含淀粉。3出复叶，互生，中央小叶菱状卵形，长5～19厘米，宽4～18厘米；侧生小叶斜卵形，稍小，基部不对称，先端渐尖，全缘或波状浅裂，下面有粉霜，两面被糙毛，托叶盾状，小托叶针状。总状花序腋生，花密集，蝶形花冠紫红色或蓝紫色，长约1.5厘米。荚果条状，扁平，被黄色长硬毛。花期7～8月，果期8～10月。

生境分布　生长于山坡、平原。全国各地均产，以河南、湖南、浙江、四川为主产区。

采收加工　春、秋两季采挖，除去外皮，趁鲜切成厚片或小块，晒干或烘干。广东、福建等地常将除去外皮或切片的粉葛用盐水、白矾水或淘米水浸泡，再用硫黄熏，干燥。

性味归经　甘、辛，凉。归脾、胃、肺经。

功能主治　解肌退热，生津止渴，透疹，升阳止泻，通经活络，解酒毒。用于外感发热头痛，项背强痛，口渴，消渴，麻疹不透，热痢，泄泻，眩晕头痛，中风偏瘫，胸痹心痛，酒毒伤中。

用量用法　10～15克，煎服。退热透疹、生津止渴宜用生品，升阳止泻宜用煨制品。

使用注意　无。

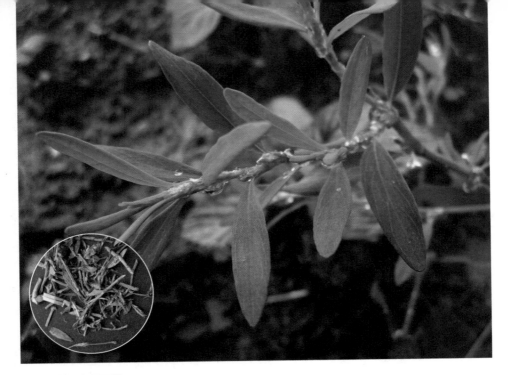

萹蓄

【别名】萹竹、竹节草、地萹蓄、萹蓄蓼、大蓄片。

来　　源　本品为蓼科植物萹蓄 *Polygonum aviculare* L.的干燥地上部分。

形态特征　一年生草本，高达50厘米。茎平卧或上升，自基部分枝，有棱角。叶有极短柄或近无柄；叶片狭椭圆形或披针形，顶端钝或急尖，基部楔形，全缘；托叶鞘膜质，下部褐色，上部白色，透明，有不明显脉纹。花腋生，1～5朵簇生叶腋；花梗细而短，顶部有关节。瘦果卵形，有3棱，黑色或褐色，生不明显小点。花期5～7月，果期6～8月。

生境分布　生长于路旁、田野，野生或栽培。全国大部分地区均产，分布于河南、四川、浙江、山东、吉林、河北等地。

采收加工　夏季叶茂盛时采收。割取地上部分，晒干。

性味归经　苦，微寒。归膀胱经。

功能主治　利尿通淋，杀虫，止痒。用于热淋涩痛，小便短赤，虫积腹痛，皮肤湿疹，阴痒带下。

用量用法　干品9～15克，煎服；鲜品加倍。外用适量。

使用注意　脾虚者慎用。

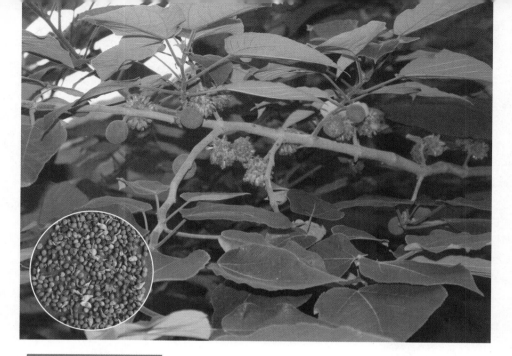

楮实子

【别名】楮实、谷实、柘树子、楮实米、野杨梅、构树子。

来　　源　本品为桑科植物构树 *Broussonetia papyrifera* (L.) Vent. 的干燥成熟果实。

形态特征　落叶乔木，高达16米，有乳汁，树皮平滑，暗灰色，幼枝密生茸毛。叶互生，广卵形，边缘有细锯齿，上面粗糙，下面密被柔毛，三出脉，叶柄密生茸毛。花单性异株。聚花果球形，肉质，橙红色，熟时小瘦果借肉质子房柄向外挺出。花期5月，果期9月。

生境分布　生长于山谷、山坡或平地村舍旁，有栽培。全国大部分地区均有分布，如江苏、河南、湖北、湖南、甘肃等地。

采收加工　秋季果实成熟时采集，晒干，放在石臼内，用木槌捣去外面浮皮，筛去外壳，收集细小的果实，拣净杂质即可。

性味归经　甘，寒。归肝、肾经。

功能主治　补肾清肝，明目，利尿。用于肝肾不足，腰膝酸软，虚劳骨蒸，头晕目昏，目生翳膜，水肿胀满。

用量用法　6～12克，煎服；或入丸、散。

使用注意　脾胃虚寒者不宜用。

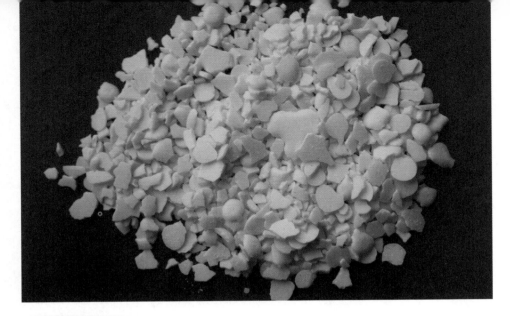

硫黄

【别名】硫、胶体硫、硫黄块。

来　　源　本品为自然元素类矿物硫族自然硫，采挖后加热熔化，除去杂质；或用含硫矿物经加工制得。

形态特征　斜方晶系。晶体的锥面发达，偶尔呈厚板状。常见者为致密块状、钟乳状、被膜状、土状等。颜色有黄、浅黄、淡绿黄、灰黄、褐色和黑色等。条痕白色至浅黄色。晶面具金刚光泽，断口呈脂肪光泽。半透明。解理不完全，断口呈贝壳状或参差状。硬度1～2，比重2.05～2.08。性脆，易碎。用手握紧置于耳旁，可闻轻微的爆裂声。体轻。有特异的臭气。味淡。

生境分布　常见于温泉、喷泉、火山口区域；沉积岩中也常有之。分布于山西、陕西、河南、山东、湖北、湖南、江苏、四川、广东、台湾等地。

采收加工　将泥块状的硫黄及矿石，在坑内用素烧罐加热熔化，取其上层之硫黄溶液，倒入模型内，冷却后取出。

性味归经　酸，温；有毒。归肾、大肠经。

功能主治　外用解毒，杀虫，疗疮；内服补火，助阳，通便。外治用于疥癣，秃疮，阴疽恶疮；内服用于阳痿足冷，虚喘冷哮，虚寒便秘。

用量用法　1～3克，或入丸、散。外用适量，研末撒，或油调涂，或烧烟熏。

使用注意　阴虚火旺者及孕妇忌服。不宜过量或久服。

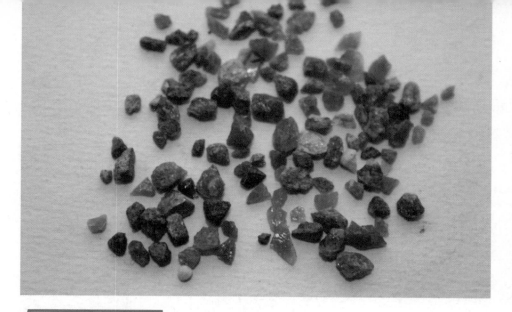

紫石英

【别名】萤石、氟石。

来　　源　本品为氟化物类矿物萤石族萤石 Fluorite，主含氟化钙。

形态特征　等轴晶系。晶体呈立方体、八面体、十二面体；集合体常呈致密粒状块体出现。颜色很少是无色透明的，大部分被染成各种颜色，如黄、浅绿、浅蓝、紫及紫黑色等，以浅绿、紫和紫黑色者为最常见，其色可因加热、压力、X射线、紫外线等改变，加热时能失去色彩，而受X射线照射后又恢复原色。条痕白色。玻璃光泽。透明至微透明。解理八面体。断口呈贝壳状。硬度4，比重3.18。加热后显荧光。

生境分布　形成于热液矿床中，或伟晶气液作用形成的矿脉中。有时也大量出现于铅锌硫化物矿床中。分布于浙江武义、义乌、金华一带，甘肃、河南、湖南也是主要分布区。此外，黑龙江、辽宁、山西、山东、江苏、安徽、江西、福建、湖北、广东、四川、贵州、云南等地亦有分布。

采收加工　采挖后，除去杂石。

性味归经　甘，温。归肾、心、肺经。

功能主治　温肾暖宫，镇心安神，温肺平喘。用于肾阳亏虚，宫冷不孕，惊悸不安，失眠多梦，虚寒咳喘。

用量用法　9～15克，先煎。

使用注意　阴虚火旺者忌服。

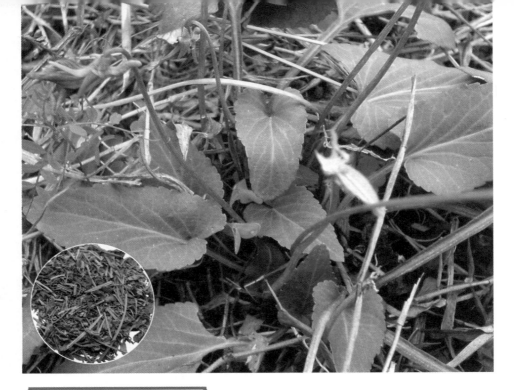

紫花地丁

【别名】 地丁、紫地丁、地丁草、堇堇草。

来　　源　本品为堇菜科植物紫花地丁 *Viola yedoensis Makino* 的干燥全草。

形态特征　多年生草本，全株具短白毛，主根较粗。叶基生，狭叶披针形或卵状披针形，顶端圆或钝，稍下延于叶柄呈翅状，边缘具浅圆齿，托叶膜质。花两侧对称，具长梗，卵状披针形，基部附器矩形或半圆形，顶端截形、圆形或有小齿。蒴果椭圆形，熟时3裂。花、果期4~9月。

生境分布　生长于路旁、田埂和圃地中。主要分布于江苏、浙江、安徽及东北地区。

采收加工　夏、秋两季果实成熟时采收，洗净鲜用或晒干，切段生用。

性味归经　苦、辛，寒。归心、肝经。

功能主治　清热解毒，消痈散结。用于疔疮肿毒，痈疽发背，丹毒，毒蛇咬伤。

用量用法　15~30克，煎服。外用适量。

使用注意　体质虚寒者忌用。

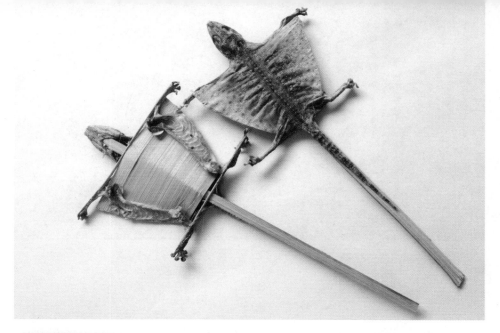

蛤蚧

【别名】蛤解、蛤蟹、仙蟾、蚧蛇、大壁虎。

来　　源　本品为壁虎科动物蛤蚧 *Gekko gecko Linnaens* 的干燥尸体。

形态特征　陆栖爬行动物。形如大壁虎，全长约34厘米。体尾等长。头呈三角形，长大于宽，吻端凸圆。鼻孔近吻端，耳孔椭圆形，其直径为眼径之半。头及背面鳞细小，呈多角形，尾鳞不甚规则，近于长方形，排成环状；胸腹部鳞较大，均匀排列呈覆瓦状。指、趾间具蹼；指趾膨大，底部具有单行劈褶皮瓣，第一指趾不特别短小但无爪，余者末端均具小爪。体背为紫灰色，有砖红色及蓝灰色斑点。

生境分布　多栖于山岩及树洞中，或居于墙壁上。分布于广西南宁、梧州，广东肇庆地区。我国贵州、云南以及越南也产。

采收加工　全年均可捕捉，除去内脏，拭净血液，切开眼睛，放出汁液。然后用竹片撑开，使全体扁平顺直，烘干（低温）。

性味归经　咸，平。归肺、肾经。

功能主治　补肺益肾，纳气定喘，助阳益精。用于肺肾不足，虚喘气促，劳嗽咳血，阳痿，遗精。

用量用法　3～6克，多入丸、散或酒剂。

使用注意　风寒及实热咳喘者均忌用。

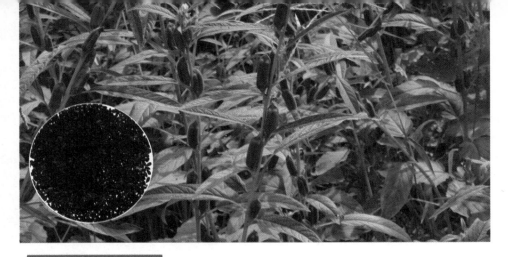

黑芝麻

【别名】芝麻、脂麻、油麻、乌麻子、乌芝麻、胡麻子。

来　　源　本品为胡麻科植物芝麻 *Sesamum indicum* L. 的干燥成熟种子。

形态特征　一年生草本，高80～180厘米。茎直立，四棱形，棱角凸出，基部稍木质化，不分枝，具短柔毛。叶对生，或上部者互生；叶柄长1～7厘米；叶片卵形、长圆形或披针形，长5～15厘米，宽1～8厘米，先端急尖或渐尖，基部楔形，全缘，有锯齿或下部叶3浅裂，表面绿色，背面淡绿色，两面无毛或稍被白色柔毛。花单生，或2～3朵生于叶腋，直径1～1.5厘米；花萼稍合生，绿色，5裂，裂片披针形，长5～10厘米，具柔毛；花冠筒状，唇形，长1.5～2.5厘米，白色，有紫色或黄色彩晕，裂片圆形，外侧被柔毛；雄蕊4，着生于花冠筒基部，花药黄色，呈矢形；雌蕊1，心皮2，子房圆锥形，初期呈假4室，成熟后为2室，花柱线形，柱头2裂。蒴果椭圆形，长2～2.5厘米，多4棱或6、8棱，纵裂，初期绿色，成熟后黑褐色，具短柔毛；种子多数，卵形，两侧扁平，黑色、白色或淡黄色。花期5～9月，果期7～9月。

生境分布　常栽培于夏季气温较高、气候干燥、排水良好的沙壤土或壤土地区。我国各地均有栽培。

采收加工　秋季果实成熟时采割全株，晒干，打下种子，除去杂质，再晒干。

性味归经　甘，平。归肝、肾、大肠经。

功能主治　补肝肾，益精血，润肠燥。用于精血亏虚，头晕眼花，耳鸣耳聋，须发早白，病后脱发，肠燥便秘。

用量用法　10～30克，煎汤，或入丸、散。内服宜炒熟用。外用适量。

使用注意　大便溏泻者慎服。

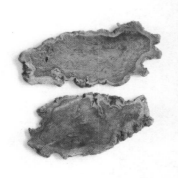
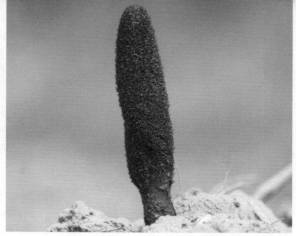

锁阳

【别名】锁燕、地毛球、锈铁棒、锁严子、地毛球。

来　　源　本品为锁阳科植物锁阳 *Cynomorium songaricum* Rupr. 的干燥肉质茎。

形态特征　多年生肉质寄生草本。地下茎粗短，具有多数瘤突吸收根；茎圆柱形，暗紫红色，高20～100厘米，直径3～6厘米，大部埋于沙中，基部粗壮，具鳞片状叶。鳞片状叶卵圆形、三角形或三角状卵形，长0.5～1厘米，宽不及1厘米，先端尖。穗状花序顶生，棒状矩圆形，长5～15厘米，直径2.5～6厘米，生密集的花和鳞状苞片；花杂性，暗紫色，有香气，雄花有2种：一种具肉质花被5，长卵状楔形，雄蕊1，花丝短，退化子房棒状；另一种雄花具数枚线形、肉质总苞片，无花被，雄蕊1，花丝较长，无退化子房；雌花具数枚线状、肉质总苞片，其中有1枚常较宽大，雌蕊1，子房近圆形，上部着生棒状退化雄蕊数枚，花柱棒状；两性花多先雄花开放，具雄蕊、雌蕊各1，雄蕊着生子房中部。小坚果，球形，有深色硬壳状果皮。花期6～7月。

生境分布　生长于干燥多沙地带，多寄生于白刺的根上。分布于内蒙古、甘肃、青海等地。

采收加工　春、秋两季均可采收。以春采者为佳。除去花序，置沙土中半埋半露，连晒带烫，使之干燥。

性味归经　甘，温。归肝、肾、大肠经。

功能主治　补肾阳，益精血，润肠通便。用于肾阳不足，精血亏虚，腰膝痿软，阳痿滑精，肠燥便秘。

用量用法　5～10克，煎服。

使用注意　阴虚阳旺、脾虚泄泻、实热便秘者忌服。

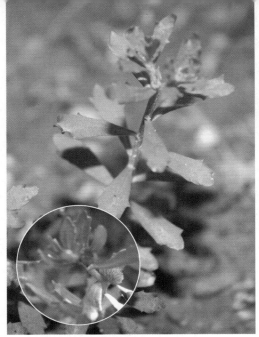
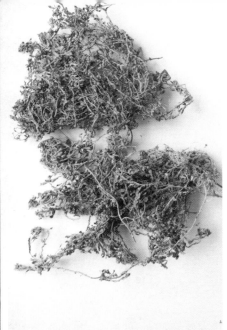

鹅不食草

【别名】石胡荽、鸡肠草、野园荽、食胡荽。

来　　源　本品为菊科植物石胡荽 *Centipeda minima* (L.) A. Br. et Aschers. 的全草。

形态特征　一年生匍匐状柔软草本，枝多广展，高8～20厘米，近秃净或稍被绵毛。叶互生；叶片小，匙形，长7～20毫米，宽3～5毫米，先端钝，基部楔形，边缘有疏齿。头状花序无柄，直径3～4毫米，腋生；花杂性，淡黄色或黄绿色，管状；花冠钟状，花柱裂片短，钝或截头形。瘦果四棱形，棱上有毛，无冠毛。花期4～9月，果期5～10月。

生境分布　生长于稻田或阴湿处、路旁。分布于浙江、湖北、江苏、广东等地。

采收加工　5～6月花开放时采收，去净泥土，晒干。

性味归经　辛，温。归肺经。

功能主治　发散风寒，通鼻窍，止咳。用于风寒头痛，咳嗽痰多，鼻塞不通，鼻渊流涕。

用量用法　6～9克，水煎服。外用适量。

使用注意　内服本品对胃有刺激作用。

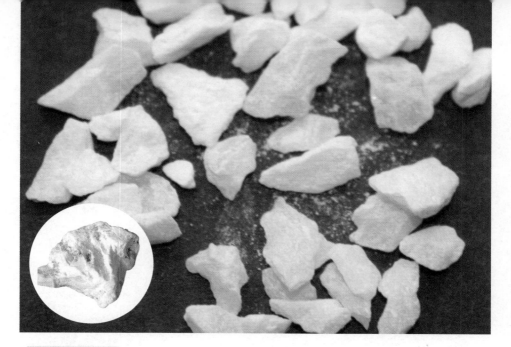

滑石

【别名】画石、番石、共石、夕冷。

来　　源　本品为硅酸盐类矿物滑石族滑石，主含含水硅酸镁 [$Mg_3(Si_4O_{10}(OH)_2)$]。

形态特征　该石为硅酸盐类矿物滑石族滑石的块状体。为不规则的扁平块状或不规则形，大小不一。全体白色、灰白色或淡黄色，层间或隙缝处常夹有灰褐色泥岩。每层由纤维状的结晶聚合体纵向集合而成。单层的块附有青灰色或黄色片状泥岩。有的半透明。质较松软，硬度1.5～2，比重2.3，条痕白色，易纵向断裂，手捻能碎，纵断面纤维状，显丝绢光泽。纤维细而纵直立者为湖北产。气味皆无。

生境分布　多产于变质岩、石灰岩、白云岩、菱镁矿及页岩中。分布于山东、江西、山西、辽宁等地。

采收加工　采得后，除去泥沙或杂石。

性味归经　甘、淡，寒。归膀胱、肺、胃经。

功能主治　利尿通淋，清热解暑；外用祛湿敛疮。用于热淋，石淋，尿热涩痛，暑湿烦渴，湿热水泻；外治湿疹，湿疮，痱子。

用量用法　10～20克，煎服；宜用布包煎。外用适量。

使用注意　脾虚、热病伤津者及孕妇忌用。

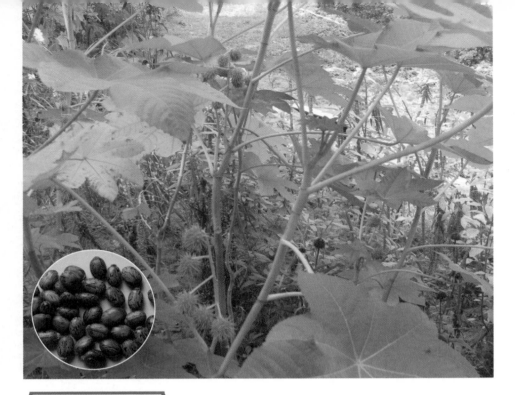

蓖麻子

【别名】草麻子、蓖麻仁、大麻子、红大麻子。

来　　源　本品为大戟科植物蓖麻 *Ricinus communis* L. 的干燥成熟种子。

形态特征　草本；茎直立，无毛，绿色或稍紫色，具白粉。单叶互生，叶片盾状圆形。花单性，总状或圆锥花序，顶生，下部生雄花，上部生雌花；苞及小苞卵形或三角形；雄花花被3～5，裂片卵状三角形，无花盘，雄蕊多而密，合生成束；雌花的苞与雄花的相同，花被同雄花而稍狭，无花盘，雌蕊卵形，子房3室，花柱3，红色，顶端2叉。蒴果球形，有刺，成熟时开裂。花期5～8月，果期7～10月。

生境分布　全国大部分地区有栽培。

采收加工　秋季果实变棕色、果皮未开裂时分批采摘，晒干，除去果皮。

性味归经　辛、甘，平；有毒。归肺、大肠经。

功能主治　消肿拔毒，泻下通滞。用于大便燥结，痈疽肿毒，喉痹，瘰疬。

用量用法　2～5克，入丸剂、生研或炒食。外用适量，捣敷或调敷。

使用注意　孕妇及便滑者忌服。

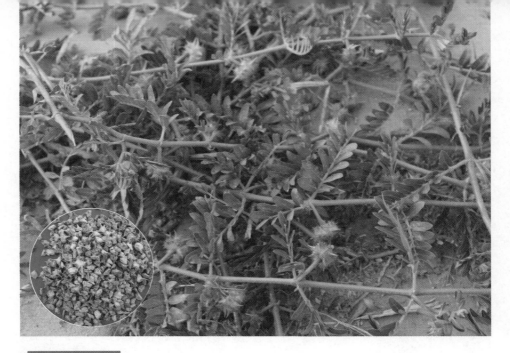

蒺藜

【别名】硬蒺藜、蒺骨子、刺蒺藜。

来　　源　本品为蒺藜科植物蒺藜 *Tribulus terrestris* L. 的干燥成熟果实。

形态特征　一年生匍匐草本，多分枝，全株有柔毛。羽状复叶互生或对生；小叶5～7对，长椭圆形，长6～15毫米，宽2～5毫米，基部常偏斜，有托叶。花单生于叶腋；萼片5；花瓣5，黄色，早落；雄蕊10，5长5短；子房上位，5室，柱头5裂。花期6～7月，果实8～9月。

生境分布　生长于田野、路旁及河边草丛。各地均产，主要分布于河南、河北、山东、安徽、江苏、四川、山西、陕西等地。

采收加工　秋季果实成熟时采割植株，晒干，打下果实，除去杂质。

性味归经　辛、苦，微温；有小毒。归肝经。

功能主治　平肝解郁，活血祛风，明目，止痒。用于头痛眩晕，胸胁胀痛，乳闭乳痈，目赤翳障，风疹瘙痒。

用量用法　6～10克，煎服。

使用注意　无。

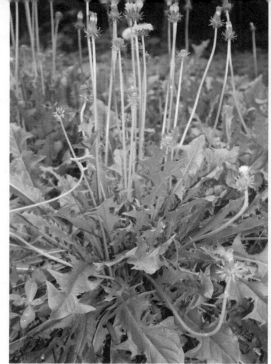
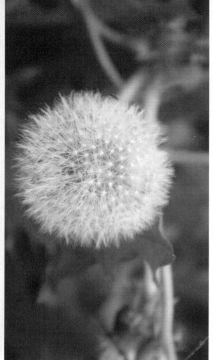

蒲公英

【别名】婆婆丁、奶汁草、黄花草、黄花三七、黄花地丁。

来　　源　本品为菊科植物蒲公英 *Taraxacum mongolicum Hand.—Mazz.* 及其多种同属植物的带根全草。

形态特征　多年生草本，富含白色乳汁；直根深长。叶基生，叶片倒披针形，边缘有倒向不规则的羽状缺刻。头状花序单生花茎顶端，全为舌状花；总苞片多层，先端均有角状凸起；花黄色；雄蕊5；雌蕊1，子房下位。瘦果纺锤形，具纵棱，全体被有刺状或瘤状凸起，顶端具纤细的喙，冠毛白色。花期4～9月，果期5～10月。

生境分布　生长于道旁、荒地、庭园等处。全国各地均有分布。

采收加工　夏、秋两季采收，除去杂质，洗净，晒干。

性味归经　苦、甘，寒。归肝、胃经。

功能主治　清热解毒，消肿散结，利尿通淋。用于疔疮肿毒，乳痈，瘰疬，目赤，咽痛，肺痈，肠痈，湿热黄疸，热淋涩痛。

用量用法　10～15克，煎服。外用适量。

使用注意　用量过大，可致缓泻。

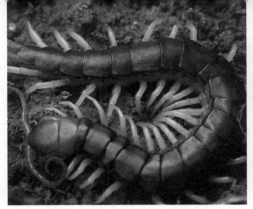
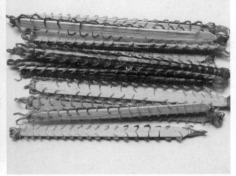

蜈蚣

【别名】吴公、百脚、天龙、百足虫、千足虫。

来　　源　本品为蜈蚣科动物少棘巨蜈蚣 *Scolopendra subspinipes* mutilans L. Koch 的干燥体。

形态特征　体形扁平而长，全体由22个同型环节构成，长6～16厘米，宽5～11毫米，头部红褐色；头板近圆形，前端较窄而突出，长约为第一背板之2倍。头板和第一背板为金黄色，生触角1对，17节，基部6节少毛。单眼4对；头部之腹面有颚肢1对，上有毒钩；颚肢底节内侧有一矩形凸起，上具4枚小齿，颚肢齿板前端也具小齿5。身体自第2背板起为墨绿色，末板黄褐色。背板自2～19节各有2条不显著的纵沟，第2、4、6、9、11、13、15、17、19各节之背板较短；腹板及步肢均为淡黄色，步肢21对，足端黑色，尖端爪状；末端附肢基侧板端有2尖棘，同肢前腿节腹面外侧有2棘，内侧1棘，背面内侧1～3棘。

生境分布　生长于山坡、田野、路边或杂草丛生的地方，或栖息在井沿、柴堆以及砖瓦缝隙间，特别是阴湿、陈旧的地面。分布于江苏、浙江、湖北、湖南、河南、陕西等地。

采收加工　春、夏两季捕捉，用竹片插入头尾，绷直晒干；或先用沸水烫过，然后晒干或烘干。

性味归经　辛，温；有毒。归肝经。

功能主治　息风镇痉，通络止痛，攻毒散结。用于肝风内动，痉挛抽搐，小儿惊风，中风口㖞，半身不遂，破伤风，风湿顽痹，偏正头痛，疮疡，瘰疬，蛇虫咬伤。

用量用法　3～5克，煎服；研末吞服，每次0.6～1克。外用适量，研末或油浸涂患处。

使用注意　本品有毒，用量不宜过大。孕妇忌用。

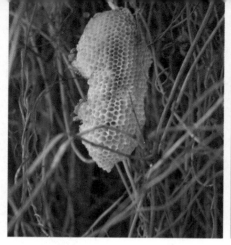
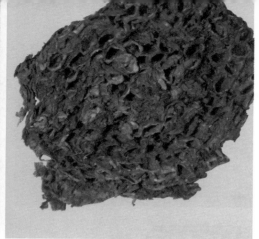

蜂房

【别名】蜂巢、露蜂房、马蜂窝、野蜂窝、黄蜂窝、百穿之巢。

来　　源　本品为胡蜂科昆虫马蜂 *Polistes olivaceous* (DeGeer)、日本长脚胡蜂 *Polistes japonicus* Saussure 或异腹胡蜂 *Parapolybia varia* Fabricius 的巢。

形态特征　雌蜂体形狭长，长20~25毫米，呈黑色。头部三角形。复眼1对，暗褐色，分列于头之两侧；单眼3，位于头之前上方。触角1对，细长弯曲，基部黑色，鞭节12节，呈黄褐色。颜面、头顶、后头、唇基、上颚及颊部都有黄褐色斑纹。胸部有刻点，前胸背部后缘及中胸背板中有2条黄色纵线。翅2对，透明膜质，带黄色。前翅大，后翅小，静止时其翅半开。翅基片及小盾片黑色，中央有2条黄褐色线。胸腹节呈黑色，有4条黄褐色纵线。足3对，细长，5节，黄褐色，腹部呈纺锤形，两侧稍狭，第一腹节并入胸部，形成并胸腹节；第一腹节与第二腹节间紧缩呈狭腰状。各节中央有黑色纵线，尾端有能自由伸缩的毒针。春季产卵。幼虫乳白色，形略如蛆，头部小，节明显。

生境分布　群栖性，营巢于树木上或屋檐下。我国各地均有，南方地区尤多。

采收加工　秋、冬两季采收，晒干或略蒸，除去死蜂死蛹，晒干。

性味归经　甘，平；有毒。归胃经。

功能主治　祛风攻毒，杀虫止痛。用于龋齿牙痛，疮疡肿毒，乳痈，瘰疬，皮肤顽癣，鹅掌风。

用量用法　2.5~4.5克，煎服；或入丸、散，每次1~2克，每日2次。外用适量，煎汤漱洗，或研末调敷，或烧灰研末调敷。

使用注意　气血虚弱者不宜服。

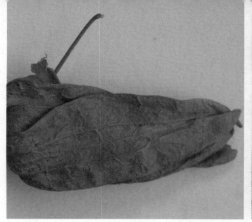
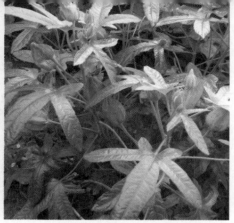

锦灯笼

【别名】挂金灯、灯笼果、红灯笼。

来　　源　本品为茄科植物酸浆 *Physalis alkekengi* L. var. *franchetii* (Mast.) Makino. 带宿萼的成熟果实。

形态特征　多年生草本，基部常匍匐生根。茎高40～80厘米，基部略带木质。叶互生，常2枚生于一节；叶柄长1～3厘米；叶片长卵形至阔形，长5～15厘米，宽2～8厘米，先端渐尖，基部不对称狭楔形，下延至叶柄，全缘而波状或有粗芽齿，两面具柔毛，沿叶脉也有短硬毛。花单生于叶腋，花梗长6～16毫米，开花时直立，后来向下弯曲，密生柔毛而果时也不脱落；花萼阔钟状，密生柔毛，5裂，萼齿三角形，花后萼筒膨大，变为橙红色或深红色，呈灯笼状包被浆果；花冠辐状，白色，5裂，裂片开展，阔而短，先端骤狭包被浆果；花冠辐状，白色，5裂，裂片开展，阔而短，先端骤狭成三角形尖头，外有短柔毛；雄蕊5，花药淡黄绿色；子房上位，卵球形，2室。浆果球状，橙红色，直径10～15毫米，柔软多汁；种子肾形，淡黄色。花期5～9月，果期6～10月。

生境分布　多为野生，常生长于山野、林缘等地。分布于吉林、河北、新疆、山东等地。

采收加工　秋季果实成熟、宿萼呈红色或红黄色时摘下，晒干。

性味归经　苦，寒。归肺经。

功能主治　清热解毒，利咽化痰，利尿通淋。用于咽痛音哑，痰热咳嗽，小便不利，热淋涩痛；外治天疱疮，湿疹。

用量用法　5～9克。外用适量，捣敷患处。

使用注意　脾虚泄泻者忌用。有堕胎作用，孕妇忌用。

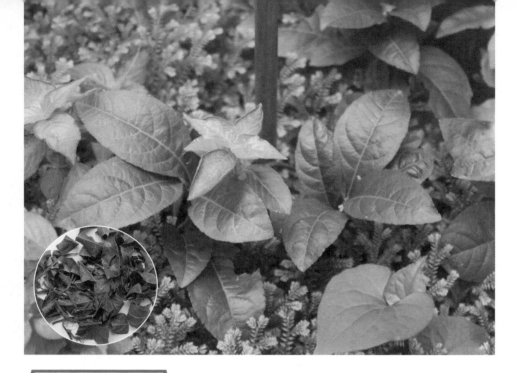

矮地茶

【别名】平地木、老勿大、不出林、叶底珠。

来　　源　本品为紫金牛科植物紫金牛 *Ardisiae Japonica* （Thumb）Blume 的全株。

形态特征　常绿小灌木，高10～30厘米。地下茎作匍匐状，具有纤细的不定根；茎单一，圆柱形，径约2毫米，表面紫褐色，有细条纹，具有短腺毛。叶互生，通常3～4叶集生于茎梢，呈轮生状；叶柄长5～10毫米，密被短腺毛，无托叶，叶片椭圆形。花着生于茎梢或顶端叶腋，2～6朵集成伞形；花两性，花冠白色或淡红色。核果球形，径5～10毫米，熟时红色。花期5～6月，果期11～12月。

生境分布　生长于谷地、林下、溪旁阴湿处。分布于长江流域以南各省。

采收加工　本品全年可采，以秋季采者为好，连根拔起植株，洗净晒干。

性味归经　苦、辛，平。归肺、肝经。

功能主治　止咳平喘，清利湿热，活血化瘀。用于新久咳嗽，痰中带血，湿热黄疸，跌打损伤。

用量用法　干品10～30克，煎服；单用鲜品30～60克。外用捣敷。

使用注意　服用本品或矮地茶素片，少数患者有胃脘部不适等消化道反应。

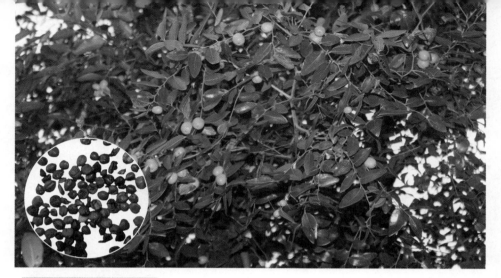

酸枣仁

【别名】枣仁、酸枣核。

来　　源　本品为鼠李科植物酸枣 *Ziziphus jujuba Mill.var. spinosa (Bunge) Hu ex H. F. Chou* 的干燥成熟种子。

形态特征　落叶灌木，稀为小乔木，高1~3米。老枝灰褐色，幼枝绿色；于分枝基部处具刺1对，1枚针形直立，长达3厘米，另1枚向下弯曲，长约0.7厘米。单叶互生；托叶针状；叶片长圆状卵形至卵状披针形，先端钝，基部圆形，稍偏斜，边缘具细锯齿。花小，2~3朵簇生于叶腋；花萼5裂，裂片卵状三角形；花瓣5，黄绿色，与萼片互生，雄蕊5，与花瓣对生；花盘明显，10浅裂；子房椭圆形，埋于花盘中，花柱2裂。核果肉质，近球形，成熟时暗红褐色，果皮薄，有酸味。花期6~7月，果期9~10月。

生境分布　生长于向阳或干燥的山坡、山谷、丘陵、平原、路旁以及荒地。性耐干旱，常形成灌木丛。分布于华北、西北及辽宁、山东、江苏、安徽、河南、湖北、四川等地。

采收加工　秋末冬初采收成熟果实，除去果肉和核壳，收集种子，晒干。

性味归经　甘、酸，平。归肝、胆、心经。

功能主治　养心补肝，宁心安神，敛汗生津。用于虚烦不眠，惊悸多梦，体虚多汗，津伤口渴。

用量用法　10~15克，煎服。

使用注意　无。

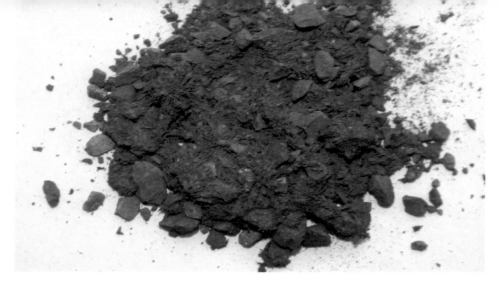

磁石

【别名】玄石、磁君、慈石、灵磁石、活磁石、雄磁石、吸铁石、吸针石。

来　　源　本品为氧化物类矿物尖晶石族磁铁矿，主含四氧化三铁（Fe_3O_4）。

形态特征　晶体结构属等轴晶系。晶体为八面体、菱形十二面体等，或为粗至细粒的粒块状集合体。铁黑色，表面或氧化、水化为红黑、褐黑色调；风化严重者，附有水赤铁矿、褐铁矿被膜。条痕黑色。不透明。无解理，断口不平坦。硬度5.5～6，性脆，相对密度4.9～5.2。具强磁性，碎块可被手磁铁吸着，或块体本身可吸引铁针等铁器。

生境分布　形成于多种内力地质作用，可与多种铁镁硅酸盐矿物及石英等氧化物共存，前者不如磁铁矿抗风化而易呈现风化小孔。古代入药的著名产地多是矽卡岩型铁矿区，今则包括各种成因类型铁矿区的磁铁矿。产于辽宁、河北、山东、江苏、福建、河南、湖北、广东、安徽、广西、四川、云南等地。

采收加工　采挖后，除去杂石。

性味归经　咸，寒。归肝、心、肾经。

功能主治　镇惊安神，平肝潜阳，聪耳明目，纳气平喘。用于惊悸失眠，头晕目眩，视物昏花，耳鸣耳聋，肾虚气喘。

用量用法　9～30克，先煎。

使用注意　恶牡丹、莽草，畏黄石脂，杀铁毒。重镇伤气，可暂用而不可久。脾胃虚者，不宜多服、久服。

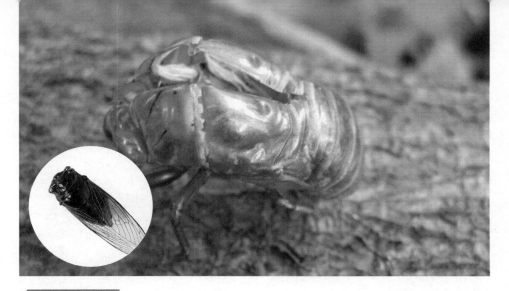

蝉蜕

【别名】蝉退、蝉脱、蝉衣、蝉壳、伏壳、枯蝉、蝉退壳。

来　　源　本品为蝉科昆虫黑蚱 *Cryptotympana pustulata* Fabricius 的若虫羽化时脱落的皮壳。

形态特征　黑蚱，体大色黑而有光泽；雄虫长4.4～4.8厘米，翅展约12.5厘米，雌虫稍短。复眼1对，大形，两复眼间有单眼3只，触角1对。口部发达，刺吸式，唇基梳状，上唇宽短，下唇延长呈管状，长达第3对足的基部。胸部发达，后胸腹板上有一显著的锥状凸起，向后延伸。足3对。翅2对，膜质，黑褐色，半透明，基部染有黄绿色，翅静止时覆在背部如屋脊状。腹部分7节，雄蝉腹部第一节间有特殊的发音器官，雌蝉同一部位有听器。

生境分布　栖于杨、柳、榆、槐、枫杨等树上。分布于山东、河北、河南、湖北、江苏、四川、浙江等地。

采收加工　夏、秋两季采集，去净泥土，晒干。

性味归经　甘，寒。归肺、肝经。

功能主治　疏散风热，利咽，透疹，明目退翳，解痉。用于风热感冒，咽痛音哑，麻疹不透，风疹瘙痒，目赤翳障，惊风抽搐，破伤风。

用量用法　3～6克，煎服；或单味研末冲服。一般病证可参照上述用量，止痉时则需加大剂量。

使用注意　孕妇慎服。

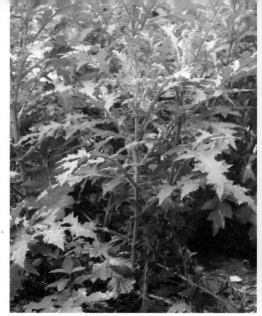
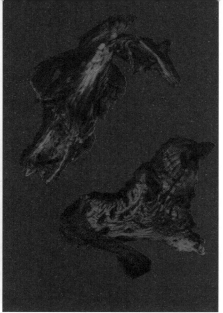

漏芦

【别名】野兰、鹿骊、鬼油麻、和尚头、大头翁、独花山牛蒡。

来　源　本品为菊科植物祁州漏芦 *Rhaponticum uniflorum* (L.) DC. 或禹州漏芦 *Echinps latifolius* Tausch. 的干燥根。

形态特征　多年生草本，高30~80厘米，全体密被白色柔毛。主根粗大，上部密被残存叶柄。基生叶丛生，茎生叶互生；叶长椭圆形，长10~20厘米，羽状全裂至深裂，裂片矩圆形，边缘具不规则浅裂，两面密被白色茸毛。头状花序，总苞多列，具干膜质苞片，多列，花全为管状花，淡紫色，雄蕊5，聚药。瘦果卵形，有4棱，棕褐色，冠毛刚毛状。花、果期4~9月。

生境分布　生长于向阳的草地、路边、山坡。祁州漏芦分布于河北、辽宁、山西等地；禹州漏芦分布于湖北、安徽、河南等地。

采收加工　春、秋两季采挖，除去须根及泥沙，晒干。

性味归经　苦，寒。归胃经。

功能主治　清热解毒，消痈散结，通经下乳，舒筋通脉。用于乳痈肿痛，痈疽发背，瘰疬疮毒，乳汁不通，湿痹拘挛。

用量用法　5~9克，煎服。

使用注意　气虚者及孕妇忌服。

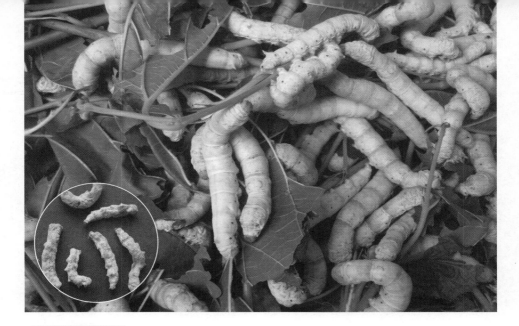

僵蚕

【别名】天虫、僵虫、白僵蚕。

来　　源　本品为蚕蛾科昆虫家蚕 *Bombyx mori* Linnaeus. 的幼虫在未吐丝前，因感染白僵菌而致死的干燥体。

形态特征　家蚕，雌、雄蛾全身均密被白色鳞片。体长1.6～2.3厘米。翅展3.9～4.3厘米。体翅黄白色至灰白色。前翅外缘顶角后方向内凹切，各横线色稍暗，不甚明显，端线与翅脉灰褐色，后翅较前翅色淡，边缘有鳞毛稍长。雌蛾腹部肥硕，末端钝圆；雄蛾腹部狭窄，末端稍尖。幼虫即家蚕，体色灰白至白色，胸部第二、第三节稍见膨大，有皱纹。腹部第八节背面有1尾角。

生境分布　分布于浙江、江苏、四川等养蚕区。

采收加工　多于春、秋两季生产，收集病死的僵蚕，倒入石灰中拌匀，吸去水分，晒干或焙干。

性味归经　咸、辛，平。归肝、肺、胃经。

功能主治　息风止痉，祛风止痛，化痰散结。用于肝风夹痰，惊痫抽搐，小儿急惊，破伤风，中风口㖞，风热头痛，目赤咽痛，风疹瘙痒，发颐痄腮。

用量用法　3～10克，煎服；散剂，每次1～1.5克。一般制用。生用，散风热。

使用注意　血虚无风者慎服。

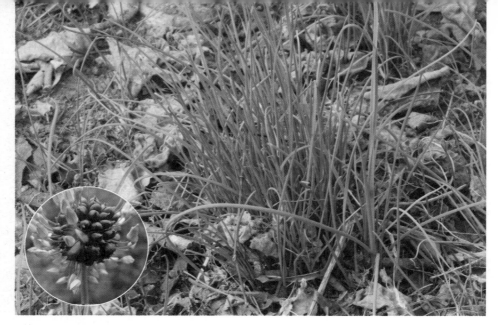

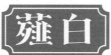

【别名】薤根、藠子、野蒜、小独蒜、薤白头。

来　　源　本品为百合科植物小根蒜 *Allium macrostemon* Bge. 或薤 *Allium chinensis* G. Don 的鳞茎。

形态特征　小根蒜为多年生草本，高达70厘米。鳞茎近球形，外被白色膜质鳞皮。叶基生；叶片线形，长20～40厘米，宽3～4毫米，先端渐尖，基部鞘状，抱茎。花茎由叶丛中抽出，单一，直立，平滑无毛；伞形花序密而多花，近球形，顶生；花梗细，长约2厘米；花被6，长圆状披针形，淡紫粉红色或淡紫色；雄蕊6，长于花被，花丝细长；雌蕊1，子房上位，3室，有2棱，花柱线形，细长。果为蒴果。花期6～8月，果期7～9月。

生境分布　小根蒜生长于耕地杂草中及山地较干燥处。全国各地均有分布，主要分布于江苏、浙江等地。

采收加工　夏、秋两季采挖，洗净，除去须根，蒸透或置沸水中烫透，晒干。

性味归经　辛、苦，温。归心、肺、胃、大肠经。

功能主治　通阳散结，行气导滞。用于胸痹心痛，脘腹痞满胀痛，泻痢后重。

用量用法　5～10克，煎服。

使用注意　气虚者慎服。